JN109675

股関節痛

変形性股関節症《へんけいせいこかんせつしょう》

整形外科の名医が教える

最高の治し方大全

文響社

はじめに

足のつけ根にある「股関節《こ》」の痛みに悩む人は、中高年の女性を中心におおぜいいます。股関節痛の原因はさまざまですが、その大半は「変形性股関節症」と考えられ、国内で400万~500万人の患者さんがいると推計されています。

変形性股関節症は進行性の病気で、股関節の変形が強まると痛みだけでなく、左右の足の長さに差が生じたり、立つ・座る・歩くといった基本動作が困難になったりして、日常生活に支障が現れます。重症化して、手術を受けなければならなくなる人も少なくありません。

変形性股関節症の治療で重要なのは、病気を早期に発見することです。軽度のうちに治療を行い、股関節への負担を減らすような日常生活の工夫や、運動などのセルフケアを行えば、重症化を遅らせて症状を改善に導くことができるのです。

とはいえ、股関節がある足のつけ根は、筋肉と厚い脂肪で覆われているため痛みを感じにくく、病気が見つかりにくい部位です。さらに、変形性股関節症の初期症状ではひざや腰など股関節以外の部位に痛みが現れやすいことも、変形性股関節症の発見を難しくしています。長年にわたり腰痛の治療を受けても改善しなかった人が、別の病院を受診して初めて変形性股関節症と診断されることも珍しくありません。

こうした中、変形性股関節症を早期に発見して改善に導くには、病気を正しく理解することが大切です。

本書は、股関節痛に悩む人が知りたいこと、気になることについて、股関節の治療に精通した専門医がQ&A形式で解説しています。病気や症状をはじめ、薬や運動などの保存療法、手術、日常のセルフケアなどについて、わかりやすく説明しています。

変形性股関節症は、医師まかせでは決して改善しません。運動や生活習慣・生活環境の見直しなど、患者さん自身の実践が欠かせないのです。股関節痛に悩む人が本書を読むことで、ご自身にとっての「股関節痛の最高の治し方」が見つかれば、これ以上の喜びはありません。

神奈川リハビリテーション病院　病院長、日本股関節学会理事長　杉山　肇

目次

第3章 症状についての疑問11 …… 51

第4章 診察・検査・診断についての疑問25 …… 63

第6章 運動療法についての疑問16

第8章 手術についての疑問28

第1章

股関節についての疑問5

Q1 そもそも股関節とはどの部位のことですか？

人間の体は、２００を超える数の骨が組み合わさり、その骨は筋肉を含む重い体を支えて成り立っています。その骨と骨との可動部をつないでいるのが関節で、この関節が骨と骨とを連結していることで、人間の手足はスムーズに動くことができるのです。指の屈曲部、手首、ひじ、肩、下肢《かし》のつけ根、ひざ、足首など、それぞれに関節があります。

体で最も大きな関節である股《こ》関節は、重い上半身を支える役割を持っています。股関節は、体の中心部、両足のつけ根にあり、骨盤と大腿《だいたい》骨をつないでいます。

腰に手を当てると、硬くて大きな骨があるのがわかると思いますが、この部分が骨盤の上部（腸骨）になります。**股関節は、この骨盤と、大腿部にある太くて大きい骨である大腿骨とをつないでいる関節なのです。**

股関節は、体を屈曲させる、足を前後に動かす、左右に広げる、外側や内側に曲げるなど、腰と足の動作をスムーズにする役割を持ち、歩いたり、座ったり、腰をかがめたり、体をひねったりといった、生活のあらゆる動作に関係しています。股関節は、

股関節の位置

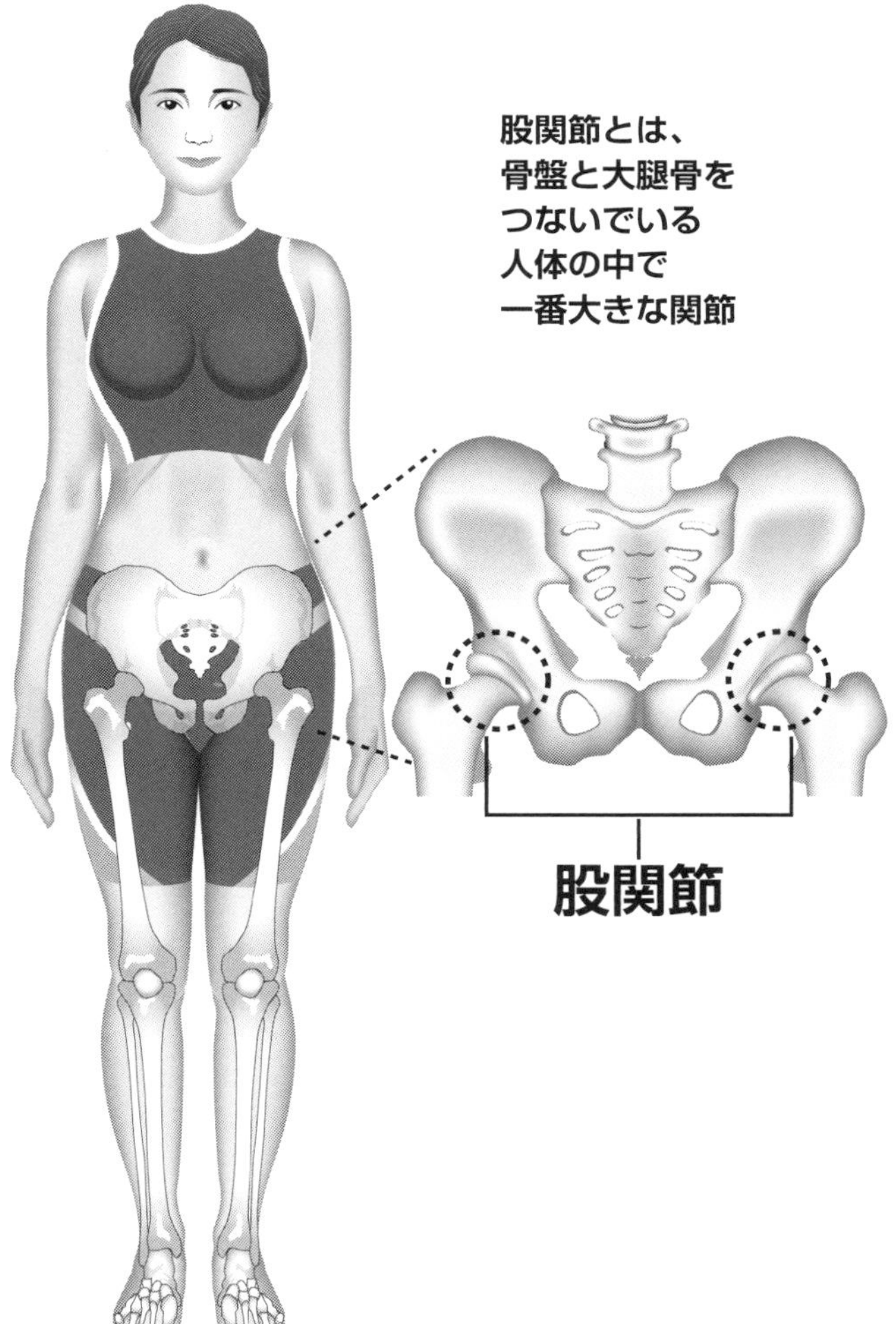
股関節とは、
骨盤と大腿骨を
つないでいる
人体の中で
一番大きな関節
股関節

人間の体を支え、足を動かすかなめとなる、大切な関節なのです。

（高平尚伸）

Q2 股関節とはどんな作りの関節ですか？

股関節《こ》は、両足をさまざまな方向や角度に動かすため、とても複雑な構造をしています。私たちがあぐらをかいたり、正座をしたり、座ったまま体を横に向けたりできるのは、この股関節の働きがあるからなのです。

足の複雑な動きを可能にしている股関節は、腰を下側から支えている骨盤と、体で最も長い骨である大腿《だいたい》骨とを連結しています。

股関節は腰の下にある骨盤の左右両端にあります。骨盤の両端には、寛骨臼《かんこつきゅう》と呼ばれるお椀《わん》のようなへこみがあり、このへこみ部分に、ボールのような形をした大腿骨の先端「大腿骨頭《だいたいこっとう》」が収まる構造になっています。球面でつながっているため球関節と呼ばれていますが、この構造により、足を前後左右に動かすことができるのです。

寛骨臼と大腿骨頭の表面は、2～4ミリほどの厚さの関節軟骨により覆われています。この関節軟骨はクッションのような弾力性のある組織で、骨と骨が直接ぶつかるのを防いでいます。そのまわりを関節包と呼ばれる袋状の組織が包み、関節包の内側は関節液で満たされ、これが潤滑油のような役割を果たしています。

（高平尚伸）

股関節の構造

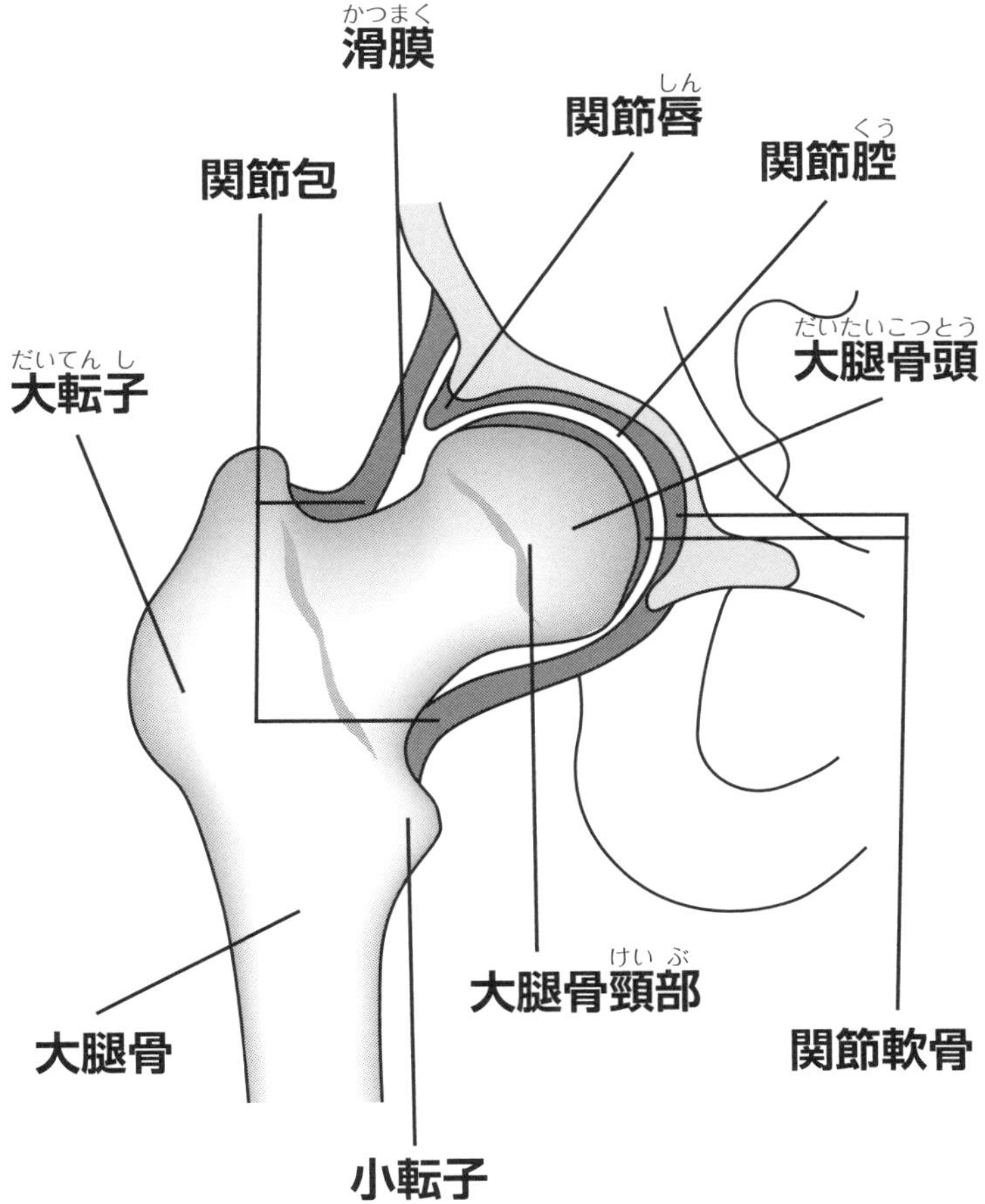

ボール状の大腿骨頭を
お椀状の寛骨臼《かんこつきゅう》（臼蓋《きゅうがい》）が、
約３分の２ほど包んだ構造

Q3 股関節とはどんな働きをする関節ですか？

両足と胴体とをつないでいる股《こ》関節は、上半身の重みを支え、さらには体を屈曲させ、足を前後左右、さまざまな方向に動かす役割を果たしています。私たちが歩いたり、階段を上り下りしたり、体をかがめたりするとき、股関節は常に体重を支えているのです。そのため、股関節には、日常的に大きな負荷がかかっています。

両足で静かに立っている場合、股関節には体重の30～40％の負荷がかかりますが、片足立ちをした場合などは体重の３～４倍もの負荷がかかることになります。体重が60キロの人の場合、両足で立っているときには20キロ前後の負荷ですが、片足立ちでは、およそ２００キロもの負荷がかかることになるのです。また、歩行時にかかる負荷は、着地の衝撃なども加わるため、体重の10倍にもなるといわれています。

股関節の働きは、体重を支えるだけではありません。足は前後に動くだけではなく、左右に開いたり、外側や内側に回したりすることができますが、足をさまざまな方向に自由に動かせるのも、股関節の働きによるものです。股関節は、体を支えるだけではなく、足をさまざまな方向に動かす、とても重要な関節なのです。

（高平尚伸）

股関節の可動域

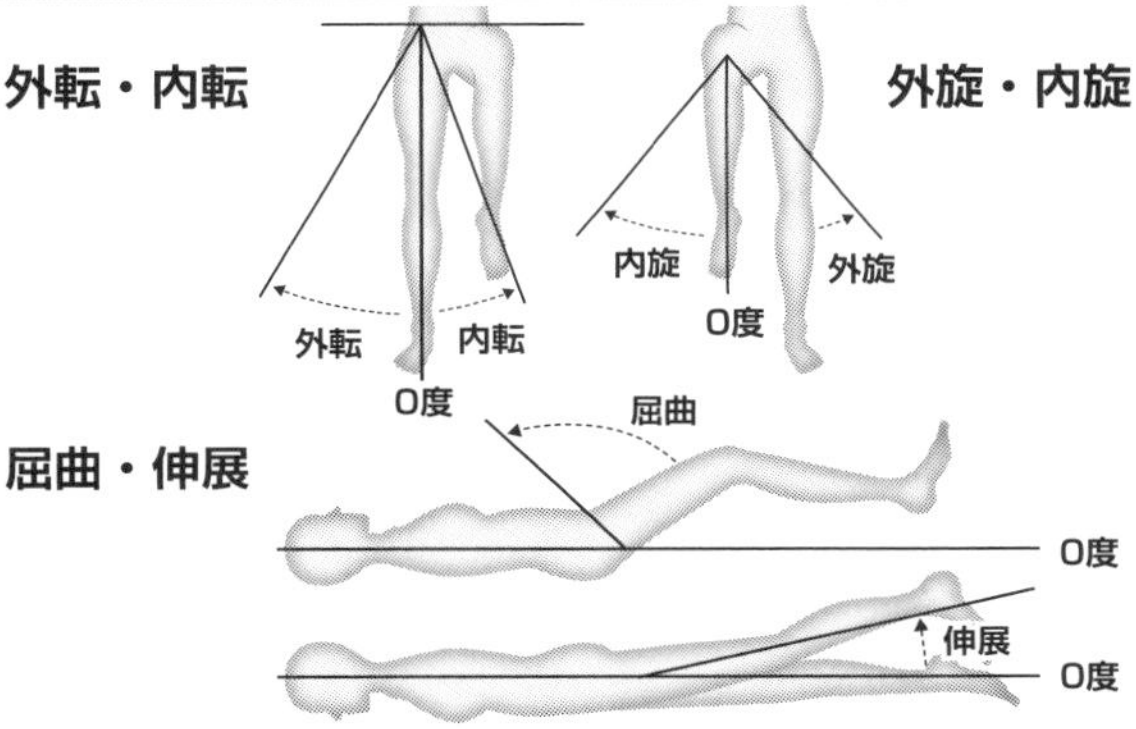

Q4 股関節は本来どのくらい動くものですか？

股《こ》関節の働きにより人間の足はかなり自由に動かすことができますが、それなりに限界もあります。人により足の可動範囲には多少の違いはありますが、基本的な動きに大きな違いはありません。

股関節は大きく分けて６つの方向に動くことができます。整形外科では関節の動きについて、屈曲・伸展・外転・内転・外旋《がいせん》・内旋《ないせん》という６つの用語を使っています。可動域の角度は動かす方向によって異なり、おおむね屈曲125度、伸展15度、外転45度、内転20度、外旋45度、内旋45度ほどの可動域があります。これらの基本的な動きが組み合わさることで、日常生活でさまざまな角度に足が動くわけです。

（高平尚伸）

Q5 股関節に体の外から触れることはできますか？

股《こ》関節は胴体と足をつなぐ関節で、骨盤の下側の左右にあります。下腹の左右、体の奥深くにあるため体の外から触れることはできませんが、おおむねどのあたりにあるかはイメージすることが可能です。運動療法などでは、股関節がどこにあるかイメージすると、より効果的になるといわれているので、覚えておいてください。

【横から】立ち上がり、お尻《しり》に力を入れてください。えくぼのようにへこむところがありますが、左右それぞれそこを指で触り、その場でお尻を左右に振ると、グリグリと動く骨が確認できると思います。これは、大腿骨《だいたいこつ》の大転子《だいてんし》と呼ばれる部分で、その奥、少し上側に股関節はあります。

【後ろから】肛門《こうもん》の奥、少し上あたりに尾骨（尾てい骨）がありますが、その高さに股関節はあります。

【前から】太もものつけ根部分の内側、そけい部を触ってみてください。お笑い芸人、ビートたけしさんのギャグ「コマネチ」をするときの手のラインが、おおむねそけい部と重なります。そのラインの中央の奥に、股関節はあります。

（高平尚伸）

第2章

病気についての疑問25

Q6 股関節痛とはどの部位の痛みを指しますか？

股《こ》関節が痛む場合、いくつか分け方がありますが、組織的にはおおむね次の5つの部位でトラブルが生じていることが多いようです。

①股関節の軟骨《なんこつ》と骨（関節軟骨・関節唇《しん》・大腿骨《だいたいこつ》）　股関節を滑らかに動かす関節軟骨が、体を動かすときの負荷・体重の衝撃によりすり減り、滑膜《かつまく》などを刺激して炎症を起こしての痛み。**関節唇が損傷を受けた痛み。まれに大腿骨頭壊死《えし》、恥骨《ちこつ》や大腿骨頸部《けいぶ》の骨折、腫瘍《しゅよう》などの疾患《しっかん》により痛みが生じる。**

②股関節まわりの筋肉　股関節は、まわりの筋肉で保護されているが、この筋肉の緊張が長く続くと、筋肉あるいはその付着部での炎症が起こり、痛みが発生する。

③股関節の靱帯《じんたい》や関節包《ほう》や神経　靱帯や関節包が運動不足などで硬く縮んだりして痛みを感じる。化膿《かのう》性の股関節炎や絞扼《こうやく》性神経障害が原因のこともある。

④腰椎《ようつい》　⑤仙腸関節《せんちょうかんせつ》　股関節そのものの痛みではないが、腰椎や仙腸関節の問題で、股関節周辺で痛みを感じることもある（股関節痛そのものではないので、ここでは詳細は省く）。

（高平尚伸）

Q7 そけい部が重だるく感じますが痛みはありません。これも股関節痛ですか？

股関節《こ》になんらかの異常があると痛みに悩まされますが、その症状の現れ方は人により違いがあり、最初はわずかな違和感だけということも少なくありません。

そけい部、足のつけ根の痛みは、その多くが股関節のトラブルによるものですが、寛骨臼《かんこつきゅう》（臼蓋《きゅうがい》）形成不全という股関節の症状は、初期段階ではなかなか気づきにくく、痛みがなく重だるいような症状だけだからと放置してしまう人も少なくありません。

しかし、そのわずかな違和感が、しだいに歩きはじめるときの痛みや、長時間歩いたあとの痛みへと変わり、そのうちに痛みが強くなって歩行に支障が出るようになり、さらには安静時にも痛みを感じるようになってしまうというケースもあります。

寛骨臼（臼蓋）形成不全の場合、初期段階では、運動したあとに重だるい感覚があっても、運動をやめるとすぐに治まることが多く、専門医を受診しないで放置し、気づかないまま悪化させてしまう人が少なくありません。股関節に重だるさなどの違和感を覚えたら、できるだけ早めに専門医に診てもらうことが大切です。

（高平尚伸）

Q8 股関節痛に悩む人がここまで増えたのはなぜですか？

股《こ》関節痛に悩む人の数は、年々増加しています。股関節痛の原因の中でも最も多いのが、変形性股関節症です。日本では、推定ですが１２０万～１５０万人が、変形性股関節症といわれています。

厚生労働省によると、２０１９年の日本人の平均寿命は、女性が87・45歳、男性が81・41歳と、過去最高を更新したそうですが、この高齢化が、股関節痛に悩む人の数が増えた大きな要因と考えられます。なぜなら、股関節痛の原因で最も多い変形性股関節症は、年齢と大きな関係があるからです。変形性股関節症は加齢や日常生活での負荷で、しだいに股関節の軟骨がすり減り、最後には骨そのものが変形してしまう進行性の病気です。年齢を重ねるほど発症する可能性が高くなるため、高齢化により患者さんも増えたと考えられます。若いときは症状が現れず、痛みもそれほど激しくないため我慢してしまう人も多いようですが、加齢とともに、しだいに痛みが激しくなって変形性股関節症を発症というケースも多いようです。

（高平尚伸）

Q9 どのくらいの年齢で発症することが多いですか？

変形性股《こ》関節症は、一般的には、股関節の関節軟骨が日常生活を送る中で少しずつすり減ってしまい、関節がしだいに変形し、炎症を起こし、痛みが生じる病気です。そのため、股関節を長い期間使っている高齢者ほど、発症しやすいという特徴があります。

変形性股関節症の患者さんが股関節痛を初めて自覚する年齢は平均40～50歳で、先述したように、年齢を重ねるほど発症する傾向があります。

変形性股関節症は、関節軟骨がすり減ることで発症するというメカニズムなので、過度の肥満、激しいスポーツ、重量物作業や長時間の立ち仕事などによる急激な負荷がある場合は、20代、30代の、比較的若い年齢でも発症することがあります。なお、変形性股関節症は進行性の病気であるため、痛みを我慢していても改善することはありません。

若いからと慢心せず、股関節に痛みや違和感がある場合は、早期に診察を受けることをおすすめします。

（高平尚伸）

Q10 日本人は股関節痛になりやすいですか？

股《こ》関節痛の原因として最も多いのが変形性股関節症ですが、実は、変形性股関節症には厳密な定義がありません。一般的に、股関節の軟骨がすり減ったり、関節の形が変形していく病気を、変形性股関節症と呼んでいるのです。

変形性股関節症は、日本では女性に多く発症し、女性の発症率は、男性の5倍以上というデータがあります。

他国と比較した場合ですが、フランスはわが国の約2倍の有病率という研究データがあります。また、イギリスと日本とを比較した研究でも、イギリス人の方が多いというデータが出ているので、同じ診断基準で見た場合には、日本人は、欧米人よりも変形性股関節症の有病率が低いと考えられます。

一方、アジア諸国との比較では、中国、韓国ともに、日本と同程度の有病率という研究結果が出ています。日本と中国、韓国（韓国は、若干日本・中国よりも高い傾向）など、アジア諸国の人は、欧米諸国の人よりも変形性股関節症になりにくいと考えていいようです。

（高平尚伸）

Q 11 股関節痛はどんな原因で起こりますか？

変形性股《こ》関節症は、１次性と２次性の２つのタイプに分けられます。

１次性の変形性股関節症は、股関節の形状などに特別に異常があるわけではなく、加齢や肥満、激しいスポーツによる負荷などにより、股関節の関節軟骨がすり減ってしまうことが原因と考えられるタイプです。日本人と米国の白人の股関節症患者を比較した研究では、日本人の１次性股関節症患者は１・３％であったのに対し、白人は73・３％と非常に高い割合であり、欧米人（白人）の変形性股関節症はこちらのタイプが多いようです。

２次性の変形性股関節症は、もともと股関節の形に異常などがあり、それが原因となって変形性股関節症を発症するタイプで、日本では９割ほどがこちらです。

幼少期より寛骨臼《かんこつきゅう》（Ｑ２を参照）の形状に異常があり、大腿骨頭を十分に覆っていない寛骨臼（臼蓋《きゅうがい》）形成不全などがありますが、大腿骨頭《だいたいこっとう》を覆う面積が狭いと、体重を支える面積がその分狭くなり、負荷が分散できずに関節軟骨がすり減りやすくなり、変形性股関節症が発症しやすくなります。

（高平尚伸）

Q12 股関節痛を招く病気にはどんなものがありますか？

股《こ》関節の痛みの原因となる病気で、最も多いのは変形性股関節症ですが、ほかにもさまざまな病気が考えられます。

①変形性股関節症以外の股関節の病気　関節唇《しん》損傷・ＦＡＩ（股関節インピンジメント）、大腿骨頭壊死症《だいたいこつとうえし》、急速破壊型股関節症、一過性大腿骨頭萎縮症《いしゅく》など。

②ほかの部位とかかわる病気や痛み　ヒップ・スパインシンドローム、関連痛など。

③全身性の病気　全身性の病気として、関節リウマチ、強直性脊椎炎《きょうちょくせいせきついえん》など。

④外傷　打撲《だぼく》などの衝撃により、股関節の一部が骨折したり、骨にひびが入って痛みが起こったりすることがある。疲労骨折などのほかに、骨粗鬆症《そしょう》が原因で、大腿骨頸部《けいぶ》などの部位で骨折が起こることがあります。高齢者にはこのタイプの骨折が少なからずあり、骨粗鬆症関連の骨折は、ほかの部位も含め、要注意です。

⑤その他の病気　腫瘍《しゅよう》、そけいヘルニアや、血液を介して股関節に細菌が入り、これにより関節炎を発症するケースもある。

（高平尚伸）

Q13 股関節痛の最大原因とされる「変形性股関節症」とはどういう病気ですか？

股《こ》関節の痛みの原因として、最も多い病気は変形性股関節症です。すでに、変形性股関節症は関節軟骨がすり減ることで起こりやすいということは説明していますが、実は、関節軟骨には痛みを感じる神経が通っておらず、関節軟骨がすり減ったとしても、関節軟骨そのものから痛みを感じるということはありません。

では、どのようなしくみで痛みが発生するのかについて、現在考えられている範囲で簡単に説明します。そもそも「変形性股関節症」を限られた文字数で説明するのは極めて困難ですが、まずは病態からのアプローチで述べます。

一つには、関節軟骨の細胞がコラーゲンやプロテオグリカンなどの合成と分解を行うことで軟骨の恒常性を維持し、成長因子やサイトカインなどの生理活性物質をみずから産生して代謝を調節していますが、そのバランスがくずれると関節全体を覆っている滑膜《かつまく》に炎症が起こります。

滑膜には神経が通っているので、この炎症により、痛みを感じるのです。また、関節唇《しん》が損傷した場合も、滑膜が刺激されます。関節唇が損傷すると関節が不安定に動くため、不安定性により痛みが生じます。股関節への負荷が大きすぎると、荷重部の関節軟骨が機械的にすり減ります。一方で負荷が少ない部位では骨や軟骨が増殖し、関節全体が変形します。そして、関節軟骨がさらにたくさんすり減ると、大腿骨頭《だいたいこつとう》と寛骨臼《かんこつきゅう》の骨どうしがじかに接触することになり、それが刺激となり痛みます。関節が変形して不安定に動くようになると、さらに痛みを感じます。（高平尚伸）

股関節に痛みが起きる構造

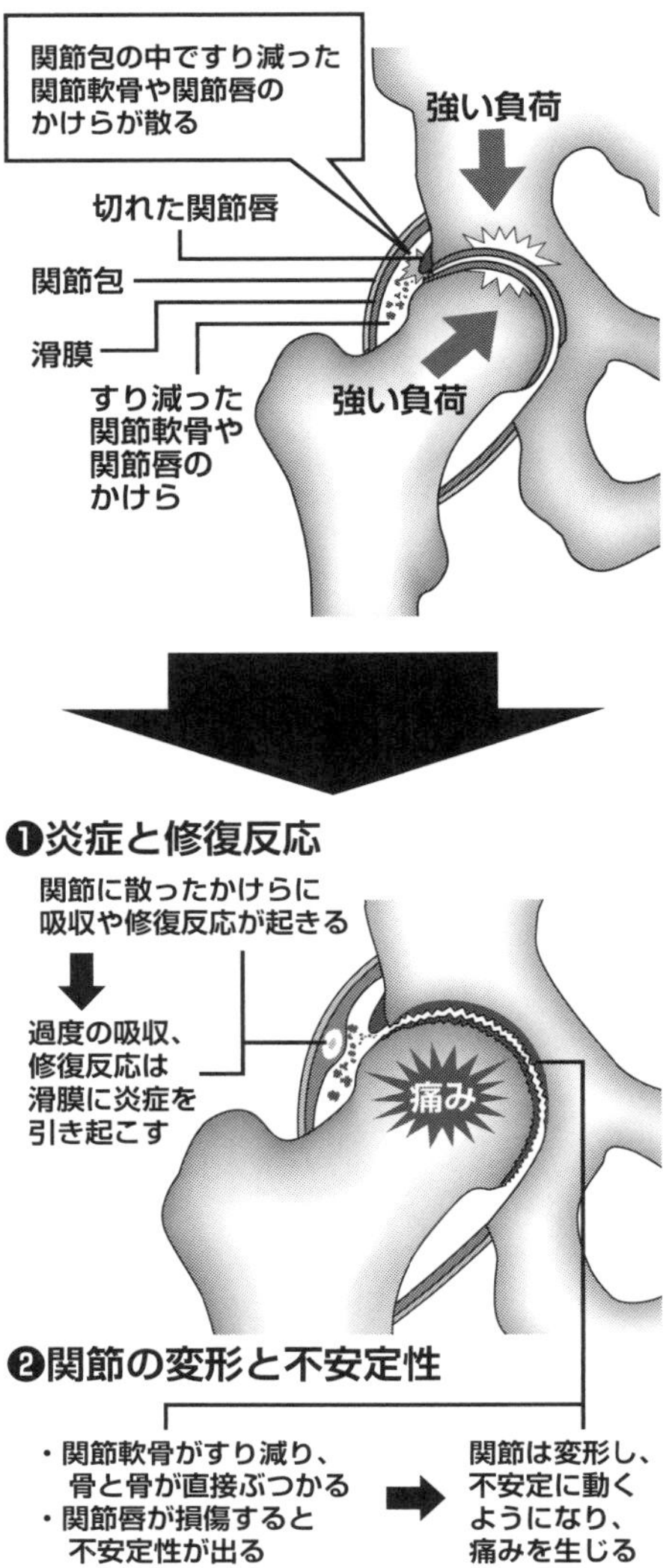
関節包の中ですり減った
関節軟骨や関節唇の
かけらが散る
強い負荷
切れた関節唇
関節包
滑膜
すり減った
関節軟骨や
関節唇の
かけら
強い負荷
❶炎症と修復反応
関節に散ったかけらに
吸収や修復反応が起きる
過度の吸収、
修復反応は
滑膜に炎症を
引き起こす
痛み
❷関節の変形と不安定性
・関節軟骨がすり減り、
骨と骨が直接ぶつかる
・関節唇が損傷すると
不安定性が出る
関節は変形し、
不安定に動く
ようになり、
痛みを生じる

Q14 股関節はなぜ変形してしまうのですか？

股《こ》関節の形に異常がある場合は、関節軟骨は健康な人よりも痛みやすく、より、すり減りやすくなってしまいます。大腿骨頭《だいたいこつとう》を寛骨臼《かんこつきゅう》（臼蓋《きゅうがい》）がうまく包み込んでいる場合は、股関節は安定し、関節軟骨のすり減りはあまり進みませんが、寛骨臼の面積が狭いと、荷重が狭い面積にかかるため大きな負荷となり、関節軟骨はすり減りやすくなります。また、寛骨臼の縁には、軟骨の一種で、関節唇《しん》と呼ばれる線維状の柔らかい組織があるのですが、この関節唇が損傷を受け、断裂したりすると、滑膜《かつまく》に炎症が起き、痛みを発生させることがあります。

炎症には、炎症性サイトカインという物質が関与しています。炎症性サイトカインは、軟骨や骨にあるコラーゲンやプロテオグリカンなどの細胞外マトリックス（細胞と細胞のすきまを埋める物質）を破壊します。一方、荷重のかからない部分では成長因子（細胞の増殖を促す物質）などにより骨軟骨が増殖し、骨棘《こつきょく》（トゲ状の異常な骨組織）の形成が起こります。つまり、荷重がかかる部位はすり減り、荷重がかからない部位は骨棘が作られるので、股関節が変形してしまうのです。

（高平尚伸）

Q15 股関節に異常があるのに、なぜ腰やひざに痛みを感じるのですか？

股《こ》関節にトラブルがある患者さんは、体を動かすときに、痛みをさけようとしてかばうことで、腰・ひざ・足首などに無理な力を加えてしまうことがあります。そのような場合、股関節だけではなく、股関節以外の関節に悪影響が及び、その結果として痛みを感じることがあります。変形性股関節症では、特に歩行時などにひざ関節の負荷が増大すると、変形性膝《ひざ》関節症の発症リスクが高くなることがわかっています。また、足の左右の長さに差異が出ることがありますが、その影響がひざや足首に出ることで、ひざや足首が痛くなるケースもあります。

脊椎《せきつい》から出ている神経は、腰から股関節、ひざ、足首へと下に向かって伸びていて、1本でつながっています。そのため、**実際には股関節で障害が起きている場合でも、誤って、股関節より下の部位での痛みとして認識されることがあるようです。**

股関節痛がある場合、運動不足になって、筋肉が衰えることで関節に負担がかかり、腰やひざ、足首を痛めてしまうということもあるようです。

（高平尚伸）

Q16 変形性股関節症はどのように進行していきますか？

変形性股関節症の病期①

①前股関節症　②初期股関節症

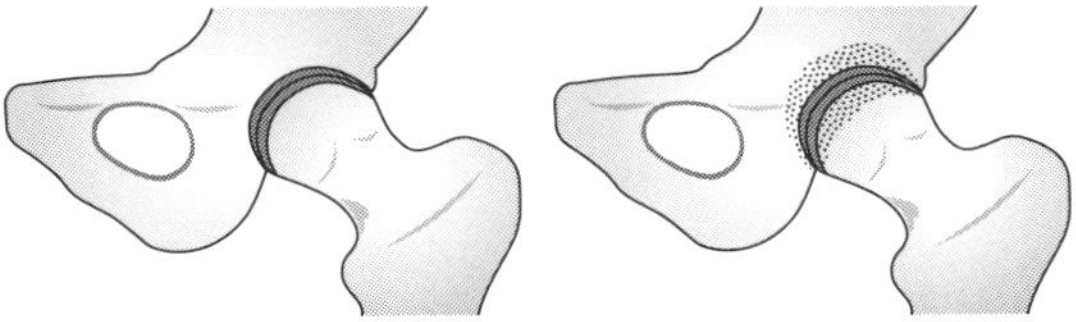

①寛骨臼（臼蓋）形成不全など軽度の形態異常がある。関節軟骨のすり減りもあまり見られず、痛みはほとんど感じない。

②関節軟骨のすり減りにより、関節のすきまが部分的に狭くなる。寛骨臼が変性し、関節軟骨に凹凸が生じ、関節軟骨の下にある骨が硬くなる。

変形性股《こ》関節症は股関節の変形の程度により、４つの病期に分けられます。

①前股関節症　寛骨臼《かんこつきゅう》（臼蓋《きゅうがい》）形成不全（Q11を参照）はあるものの、その他の股関節の形状に異常は認められない段階。関節軟骨のすり減りもあまり見られず、痛みはほとんどない状態。

②初期股関節症　関節軟骨のすり減りが、少し確認できる。エックス線画像を見ても、関節のすきまの狭さはあまりなく、部分的に狭くなっているだけだが、寛骨臼が変性し、関節軟骨に凹凸が生じ、関節軟骨の下

変形性股関節症の病期②

③進行期股関節症

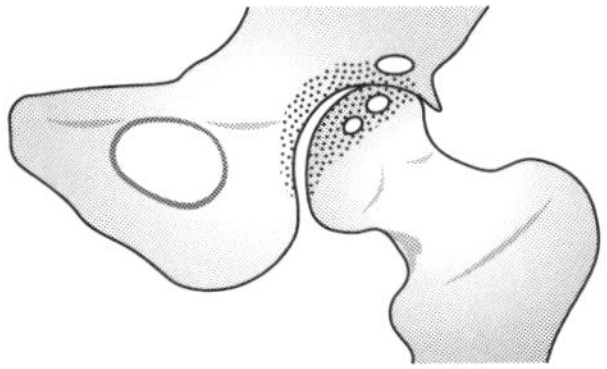

関節軟骨のすり減りが進み、寛骨臼と大腿骨頭のすきまが狭くなり、骨の一部がぶつかるようになる。骨棘や骨嚢胞が出現し、強い痛みを感じる。

④末期股関節症

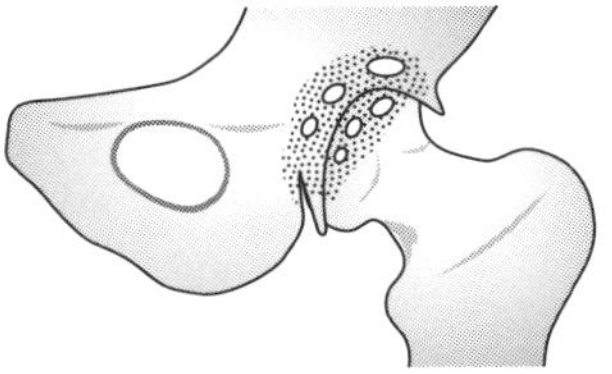

関節軟骨がほぼ消失し関節のすきまもなくなる。骨が直接ぶつかり、骨棘や骨嚢胞も顕著になり、強く痛む。さらに進行すると関節が動かなくなり、あまり痛みを感じなくなることもある。

にある骨が硬くなる。

③進行期股関節症　関節軟骨のすり減りが進み、寛骨臼と大腿骨頭《だいたいこっとう》のすきまが狭くなると、骨の一部がぶつかるようになる。すると、骨棘《こつきょく》と呼ばれるトゲのような骨が生じたり、骨の一部が吸収されて空洞が生じる骨嚢胞《のうほう》が出現したりして、強い痛みを感じる。

④末期股関節症　関節軟骨がほぼ消失し、関節のすきまもなくなると、骨が直接ぶつかり、骨棘や骨嚢胞も顕著になり、強い痛みを感じる。

さらに股関節の変形が進行すると、関節が動かなくなり（股関節拘縮《こうしゅく》）、逆にあまり痛みを感じなくなることもあります。

（高平尚伸）

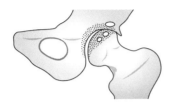

Q17 寛骨臼（臼蓋）形成不全のほかにも変形性股関節症を招く原因はありますか？

すでに、変形性股《こ》関節症の発症要因について、1次性のものと2次性のものとがあることを説明しました（Q11を参照）。2次性の要因としては、寛骨臼《かんこつきゅう》（臼蓋《きゅうがい》）形成不全が最も多い原因なのですが、ほかにも発症要因となる多くの疾患《しっかん》が存在します。以下のように、主に股関節の形状に関連する原因が代表的です。

①発育性股関節形成不全　大腿骨頭《だいたいこっとう》と骨盤との接続が、生まれたときからゆるかったり、形成不全を起こしていたりすることで脱臼するなど、不安定になっている状態。

②関節唇《しん》損傷　関節唇とは、寛骨臼の縁にある組織で、寛骨臼の補助として働く役割の線維状の軟骨。スポーツなどで、股関節を大きく動かしたり、深く曲げたりする動作をすることで、大腿骨頭や大腿骨頸部《けいぶ》が関節唇にぶつかり、損傷する。

③FAI（大腿骨寛骨臼インピンジメント）　寛骨臼の幅が広すぎる、大腿骨頸部が太すぎるなど、股関節の形状に異常があると、寛骨臼と大腿骨頭がぶつかりやすくなり、痛みが発生する（インピンジメントとは、衝突という意味）。

（高平尚伸）

Q18 股関節の変形が進むとどのような症状が現れますか？

変形性股関節症《こ》は、最初はそけい部の違和感やちょっとした痛みで始まりますが、症状が進むにつれて、痛み方や歩き方にも変化が現れます。

初期は、座っている姿勢から立ち上がるとき、歩きはじめるとき、長時間歩いたとき、階段の上り下りのときなどに、違和感やわずかな痛みを感じます。この段階では、痛みを感じるのは、動作の始めのときだけであったり、少し休めば痛みが治まったりするので、日常生活にはほとんど支障はありませんが、それをくり返しているうちに、しだいに痛みが消失するまでの時間が長くなり、痛みも強くなっていきます。そのまま進行すると、体を動かすことがおっくうになったり、痛みをかばったりするために、姿勢や歩き方などに変化が現れます。さらには、安静時や就寝中にも痛みを感じるようになり、人によっては痛みで眠れなくなります。その後も症状が進行すると、股関節がほとんど動かない状態になり、痛みをあまり感じなくなることもありますが、そうなると、歩くのにも困難が生じるようになってしまいます。

（高平尚伸）

Q19 変形性股関節症かどうか、自分で見分けることはできますか？

股《こ》関節痛の原因は、変形性股関節症以外にもいくつかの病態があるため、何が原因かを自分で見分けるのは、難しいでしょう。股関節に痛みや違和感を覚えた場合は、早めに整形外科を受診するようにしてください。また、股関節の痛みや違和感があまり激しいものではなく、自然に治まるとしても、放置することで悪化する可能性があるので、油断することなく、可能なかぎり早く整形外科を受診し、医師の診察を受けるようにしてください。

変形性股関節症が進行してしまうと、治療法の選択肢《し》が狭まってしまいます。比較的初期の段階で診察し、早期に治療を始めた場合は、運動療法や生活の改善などで症状を和らげることができるケースもあります。ですが、症状が進んでしまった場合は、手術が必要になるケースが増えてしまいます。くり返しになってしまいますが、股関節に違和感を覚えたときは、我慢することなく、できるだけ早く医師の診察を受け、適切な治療を受けるようにしてください。

（高平尚伸）

Q20 変形性股関節症は中高年だけでなく、若い人にも起こりますか？

日本における変形性股《こ》関節症の発症年齢は40～50歳です。２０１０年に発表された、国内15施設の股関節症初診患者に関する研究では、初診時年齢は50代が最も多く、次いで60代でした。このように、変形性股関節症は中高年に発症しやすい病気といえますが、若い世代の患者さんもいます。少し古くなってしまいますが、１９７８～１９９９年に受診した股関節症患者５６１８例において、**股関節痛を初めて自覚した年齢は、平均37歳であり、そのうち、発育性股関節形成不全の既往があった場合は、平均30歳というデータがあります。**

また、スポーツ選手や、農作業や肉体労働で重量物を扱うことの多い仕事に従事している人、過度に肥満の人の中には、比較的若い年代で変形性股関節症を発症する人がいます。これは、股関節に日常的に過度な荷重がかかることで、関節軟骨が早くすり減ってしまうためと思われます。もともと股関節の形に異常がある場合や、過度な荷重を股関節にかけている場合は、早期の発症もある病気です。

（高平尚伸）

Q21 骨粗鬆症は股関節痛の原因になりますか？

骨粗鬆症《そしょう》についての啓発や調査を行っている骨粗鬆症財団では、「骨粗鬆症とは、長年の生活習慣などにより骨の量が減って骨折を起こしやすくなっている状態、もしくは骨折を起こしてしまった状態のことをいいます。粗（そ）は『荒い』という意味です。鬆《しょう》は『す』とも読みます。つまり『す』の入った大根のように内部が荒くなった状態を指します。私たちの骨は18歳ごろをピークに、年を取るごとに少しずつ減っていくので、骨量の減少それ自体は生理的現象ともいえます。そこで、骨量が2～3割も減り、骨の構造が弱くなって、その結果として骨折を起こしやすくなった状態で初めて骨粗鬆症という病名がつくのです」と説明しています。

骨密度が低下し骨粗鬆症となってしまうと、骨折しやすくなってしまいます。股関《こ》節に関連している骨も同様で、骨粗鬆症の影響で、大腿骨頸部《だいたいこつけい》や大腿骨転子部（19ページの図を参照）で骨折が起きてしまうことがあります。大腿骨頭の軟骨の下の骨にひびが入ることもあり、これを大腿骨頭軟骨下脆弱《ぜいじゃく》性骨折というのですが、このような骨折も、股関節痛の原因となります。

（高平尚伸）

Q22 股関節痛を招く「大腿骨頭壊死」とはどのような状態ですか?

大腿骨頭《だいたいこつとう》の骨の組織が、血流が悪くなることで壊死《えし》（生体の一部の組織・細胞が死ぬこと）してつぶれてしまい、骨頭関節面に陥没変形を生じると、痛みを感じます。これを「大腿骨頭壊死症」と呼びますが、特発性の場合、その原因は明らかにはなっていません。ステロイド薬の使用や、大量の飲酒などと関係があると考えられていますが、メカニズムも含め、まだ詳細はわかっていません。

初期の段階では、痛みを伴わないことも多く、無症状のまま進行することも少なくありません。さらに壊死が進み、壊死した部分に体重がかかり、壊死した部分がつぶれると、それまで痛みがなかった場合でも、痛みを感じるようになります。

壊死の範囲が広いほど変形性股《こ》関節症になる可能性が高いのですが、ある程度の段階までは、痛み止めの薬などで対応することがあります。

さらに症状が悪化した場合は、進行を防ぎ関節を温存するための手術や、人工関節置換術を行うケースもあります。

（高平尚伸）

Q 23 股関節に痛みを感じるとどのような問題が起こりますか？

例えば変形性股《こ》関節症では、進行してしまうと、痛みを感じている時間がしだいに長くなります。最初は違和感がある、立ち上がるときに痛む、階段の上り下りのときに痛むといった程度で、日常生活にはそれほど影響はないかもしれません。我慢できるレベルの痛みで、安静にしていれば痛みも治まるというケースが多く、このような時点では、医師の診察を受けていない人も少なからずいるようです。しかし、この状態を放置すると、歩いているときに常に痛みを感じるようになったり、階段の上り下りに、激しい痛みを感じるようになったりします。このような症状をさらに放置し、治療をしないまま生活を続けると、歩いているときには常に痛みを感じるようになったり、安静時や就寝時にも痛みを感じるようになったりしてしまいます。症状がここまで進むと、人によっては外出などを控えるようになります。さらに症状が進行し、股関節が動かない状態になると逆に痛みを感じなくなることもありますが、こうなってしまうと、日常生活を普通に送ることは困難になります。

（高平尚伸）

Q24 股関節痛は自然に治りますか？

股関節《こ》痛が自然に治るかどうかについては、その痛みの原因がどのようなものであるかによって違いますが、何より大切なことは、できるだけ早い段階で整形外科で診察を受けるということです。痛みを我慢しつづけた結果、股関節の状態が悪化してしまうケースは少なくありません。**股関節痛の原因で最も多い変形性股関節症は、時間とともに症状が進行してしまう病気です。**症状が悪化してから治療を行う場合は、早期に治療を行うよりも、治療法の選択肢が狭まってしまいます。

また、変形性股関節症以外で股関節に痛みが生じていることもあります。ほかの病気との鑑別もとても大切なことです。どのような病気であるかがわからない限り、有効な治療はできないことがほとんどです。病気が進行してしまえば、痛みも激しくなりますし、日常生活に影響を及ぼすような事態になってしまうこともあります。

より早い段階で診察を受け、自分の股関節の状態、病状を知ることは、効果的な治療を受けるうえで、何よりも大切なことになります。股関節に違和感を覚えた場合は、できるだけ早く医師の診察を受けるようにしてください。

（高平尚伸）

Q 25 骨盤のゆがみは変形性股関節症の原因になりますか？

骨盤のゆがみという表現が適切かどうかはともかくとして、骨盤前傾や骨盤後傾が、股《こ》関節に悪影響を与えるということは、すでに確認されています。寛骨臼《かんこつきゅう》形成不全による変形性股関節症では、骨盤前傾が強いことが確認されています。また、高齢発症での変形性股関節症では、腰椎後弯《ようついこうわん》（腰椎が後ろに曲がること）と骨盤後傾が強いという報告が複数あります。老化などで骨盤が後方に傾くと、寛骨臼と大腿骨頭《だいたいこつとう》の接合が不安定になり、変形性股関節症が発症して痛みが出ることがあるのです。

股関節とそれに隣接する腰椎（腰の部分の背骨）が、互いに悪影響を及ぼすことでさまざまな症状が現れることを「ヒップ・スパイン（背骨）シンドローム」と呼びます。例えば、股関節が悪いことで足の長さに左右差が生じて骨盤が傾き、背骨が曲がり、その影響で腰痛や坐《ざ》骨神経痛が起こることがあります。

つまり、骨盤の傾きにより、股関節に悪影響を及ぼすということは、実際にあるということです。

（高平尚伸）

Q26 変形性股関節症は親から子へと遺伝しますか？

変形性股関節症は、股関節に負荷がかかって関節軟骨がすり減ってしまうことが原因であるため、一見、遺伝の影響はあまりないように思えてしまいますが、実際はというと、**遺伝的要因が関与していることが明らかにされています。**

以前から、家族歴、すなわち血のつながった家族に発育性股関節形成不全（先天性股関節脱臼《だっきゅう》）や変形性股関節症など股関節に異常のある人がいる場合、発育性股関節形成不全（先天性股関節脱臼）の発症率が高くなることが知られていました。

現在では日本人における変形性股関節症との関連が報告された遺伝子は、ＣＡＬＭ１やＣＡＬＭ２、ＧＤＦ５です。例えば、ＧＤＦ５遺伝子は、変形性股関節症の発症しやすさ（疾患《しっかん》感受性）を決定する原因遺伝子の一つであり、軟骨に特異的な成長因子で、関節の形成や軟骨細胞の分化にかかわっていることが以前から知られていたのですが、変形性股関節症との関連を調べたところ、そこに相関があることが改めて確認され、新しい治療薬が開発されるのではと期待されています。寛骨臼《かんこつきゅう》（臼蓋《きゅうがい》）形成不全と遺伝の関係についても、今後は研究が進むものと思われます。

（高平尚伸）

Q27 変形性股関節症になりやすい職業はありますか？

変形性股《こ》関節症は、日常生活を送る中で股関節の関節軟骨に過度の負荷がかかり、少しずつすり減ることで関節が変形して炎症を起こし、痛みが生じる病気です。そのため、股関節に負荷がかかる職業の人は、あまり股関節に負荷のかからない職業の人よりも、変形性股関節症を発症しやすいと考えてよいでしょう。

職業としては、**長時間の立ち仕事**や、**重量物を扱う仕事**、**アスリートレベルのスポーツ選手**などは、変形性股関節症を発症しやすい職業と考えられます。

例えば、引っ越し会社に勤務している人などは、重量物を運ぶ機会も多く、変形性股関節症を発症する可能性は高くなるだろうと推測されます。特殊な職業になってしまいますが、重量物を持ち上げる機会が多く、足腰に激しい衝撃を受けるプロレスラーなどは、かなり発症しやすい環境にいるといえるでしょう。

また、肥満も変形性股関節症の発症の危険因子です。やはり特殊な職業ではありますが、体が重い**大相撲の力士**なども、変形性股関節症を発症する可能性は高いといえるかもしれません。

（高平尚伸）

Q28 O脚やX脚は股関節痛と関係がありますか?

両足をそろえて立ったとき、両ひざの間が外側に開く状態のことをO脚《オー》（内反膝《しつ》）と呼びます。O脚の人の骨盤は後傾している特徴があり、これに伴い、股関節は外側に外旋《がいせん》しようとするため、ひざが外側へ開くようになります。これを放置しつづけ、極端なO脚になってしまうと、股関節は内向きに、ひざ関節は外側に開こうとし、体重がひざの内側にかかることで、ひざや腰の痛みを招いてしまうことがあります。

逆に、両足をそろえて立ったとき、逆に内側のくるぶしはつかないのにひざがぶつかってしまう状態をX脚《エックス》（外反膝《しつ》）と呼びます。X脚の人の骨盤は前傾している特徴があり、これに伴い、股関節は伸展し、内旋しようとしてひざが内側に向き、極端なX脚では、体重がひざの外側にかかり、土踏まずが消失し、足裏の負担が大きくなります。また、股関節やひざ関節にゆがみを及ぼし、痛みを発症することもあります。

O脚、X脚が重症化した場合は治療が必要になることがあります。骨盤の傾斜が進行すればひざ関節だけでなく股関節にゆがみが生じ、変形性股関節症や変形性膝《ひざ》関節症の発症や進行のリスクを高めてしまう可能性があり、注意が必要です。（高平尚伸）

Q29 子供のころの股関節脱臼は今の股関節痛と関係ありますか？

赤ちゃん・乳幼児の時期に、股《こ》関節の脱臼《だっきゅう》（大腿《だいたい》骨頭が完全に寛骨臼《かんこつきゅう》（臼蓋《きゅうがい》）から外れてしまう状態）や、亜脱臼（外れかかっている、または簡単にもとに戻せる程度の脱臼・不完全脱臼）を起こしたことのある人は、きちんと治療して完治していたとしても、大人になってから、２次性の変形性股関節症を発症することが少なくありません。

乳児期の股関節は未発達で、もともと脱臼が発生しやすい環境があるようです。日本では、以前は乳幼児の脱臼が多かったのですが、近年は出生後の脱臼予防活動が徹底され、脱臼の発生率はかなり減少しました。また、乳児期には、足のつけ根とひざの位置から考えて、M字形・がにまたが適切な姿勢なのですが、親がこれを知らずにまっすぐにしようとすると、亜脱臼を起こすリスクがあります。いずれにしても、**乳幼児期に脱臼・亜脱臼を経験している人は、２次性の変形性股関節症を発症しやすい**というデータがあります。そのような人は、日ごろからストレッチやウォーキングで、股関節まわりの筋肉を鍛え、柔軟性を保つように心がけましょう。

（高平尚伸）

Q30 股関節痛のある人が注意すべき病気はありますか？

注意すべき病気はたくさんありますが、代表的な病気を挙げます。
まずは骨粗鬆症《そしょう》です。骨粗鬆症が、変形性股関節症を悪化させる要因となるのか一致した見解は見出されていません。しかし、大腿骨頭《だいたいこ》の脆弱性骨折《ぜいじゃく》を起こしたり、脊椎《せきつい》の後弯《こうわん》が進み骨盤が後傾することで、2次的に急速に股関節の病気を発症させることがあるので、注意が必要です。骨粗鬆症は、日々の生活での予防が何より大切な病気です。食事などにより、骨の原料となるカルシウムと、カルシウムを骨にするのに必要なビタミンD・K、リン、マグネシウムなどを摂取し、適度な運動と日光浴をすることで、骨密度の高い丈夫な骨が形成されます。

関節リウマチなども、関節の炎症と変形を起こしてしまうので要注意です。
股関節痛を発症すると、左右のひざ関節にかかる負荷が不均等になり、O《オー》脚やX《エックス》脚などの変形を悪化させてしまう可能性があります。また、股関節の痛みをかばうため、痛みのない足に負荷がかかってしまいます。その結果、ひざの関節軟骨がすり減り、変形性膝《ひざ》関節症などを発症することがあるので、ご注意ください。

（高平尚伸）

第3章

症状についての疑問 11

Q31 痛み以外に現れる症状はありますか？

変形性股《こ》関節症の症状は、痛みが主たるものですが、その痛みが原因で、姿勢や歩き方などに変化が現れることがあります。

股関節に痛みを感じる場合、症状のある側の足を踏み出すと痛むため、症状のない足を軸にして、足を引きずるようにして歩いたり、痛いほうの足をかばって、体を左右に揺らしながら歩くようになる場合があります。

股関節に障害があると、中殿筋《ちゅうでんきん》に力が入りきらず骨盤のバランスにも影響を及ぼします。症状のあるほうと反対側の骨盤が下がってしまうことで、上体がそちらに傾いてしまうのです。**病気が進行することで、大腿骨頭《だいたいこつとう》の位置がずれ、左右の足の長さに差が出てしまうこともあり、多くの場合、症状のあるほうの足が短くなります。**

股関節の可動域が狭くなると、足を大きく踏み出せなくなってしまい、小またになりやすくなるということもあります。

さらに股関節は屈曲・内転位になりやすくなり、屈曲拘縮《こうしゅく》を起こすと腰やひざへ負担がかかり、腰痛やひざ痛を起こすことがあります。

（高平尚伸）

Q32 変形性股関節症はひざ痛や足首痛の原因になりますか？

変形性股《こ》関節症は、ひざや足首、腰など、体の別の部位にも影響を与えることがあります。特にひざや足首は、変形性股関節症の影響を受けやすい部位と考えていいでしょう。

変形性股関節症を発症すると、股関節の異常により、左右の足の長さに違いが出ることがあります。また、股関節の痛みによる影響で、悪い側の股関節をかばおうとするため、歩行時や股関節を使う動作をするとき、ひざや足首に、健康なときよりも、負担のかかる動きをしてしまうことがあります。そのため、ひざや足首に大きな負荷がかかり、痛みを感じることもあります。ひどい場合は、変形性膝《ひざ》関節症や、足関節痛・足関節炎を発症してしまうこともあります。

また、腰椎《ようつい》（背骨の腰の部分）から出ている神経が、腰、股関節、ひざ、足首へと下に伸びていることから、股関節の障害が腰椎へ負担をかけた場合には、股関節の障害を、誤ってひざや足首の痛みとして感じることもあるようです。（高平尚伸）

Q33 急速破壊型股関節症とはなんですか?

急速破壊型股《こ》関節症は、急に激しい痛みが発生し、股関節の変形が急速に進んでいく、特徴的な病気です。年間の患者さんは650人ほどと推計されていて、60代~70代以上で発症する率が高く、女性が8~9割を占めています。

股関節に激しい痛みがあり、安静時でも痛みを感じ、運動時の痛みは激しく歩行にも支障をきたし、日常生活にかなり影響が生じます。異常がない、あるいはごく軽いレベルの寛骨臼《かんこつきゅう》（臼蓋《きゅうがい》）形成不全の人の股関節が、6ヵ月~1年以内という短期間の間に破壊されてしまうのですが、その原因はまだ十分にわかっていません。なお、変形性股関節症との関連は明らかではありません。

1960年代前半にフランスで報告された、比較的新しく認知された病気であり、原因や予防法について、まだあまりわかっていないというのが実態です。骨破壊が急速に進むことから、骨粗鬆《そしょう》症から腰椎後弯《ようついこうわん》・骨盤後傾による2次性の寛骨臼（臼蓋）形成不全の進行、骨の脆弱《ぜいじゃく》性による骨頭下骨折なども病態として考えられています。治療法としては、人工股関節置換術が選択されます。

（高平尚伸）

Q 34 変形性股関節症は進行すると痛みはどのくらい強くなりますか？

変形性股《こ》関節症は、時間とともに進行する病気で、治療をしないで放置していた場合は、しだいに症状が重くなるというのが一般的です。

最初は、単なる違和感だけであるとか、歩きはじめるときにほんの少し痛いといった程度の症状でも、しだいに、痛みを感じる頻度が高くなり、痛みも強く、痛みを感じる時間も長くなっていきます。

治療をしないまま悪化させると、痛みがより強く長く続くようになり、安静時でも痛みが軽減されない場合が出てきます。**末期になると、関節軟骨がほとんどなくなり、骨と骨とが直接ぶつかるようになり、歩行が困難になるほどの激しい痛みを感じるようになってしまいます。**さらに、股関節が動かなくなるほどに症状が進行してしまうと、関節を動かさなくなるため、逆に痛みは軽くなることがあります。しかし、歩行は困難になり、日常生活にも支障が出るようになり、骨や筋肉が衰えて健康を害する方向への悪循環に陥ってしまうことが少なくありません。

（高平尚伸）

Q
35

股関節は、どこまで動けば正常ですか？

正常な股関節の可動域

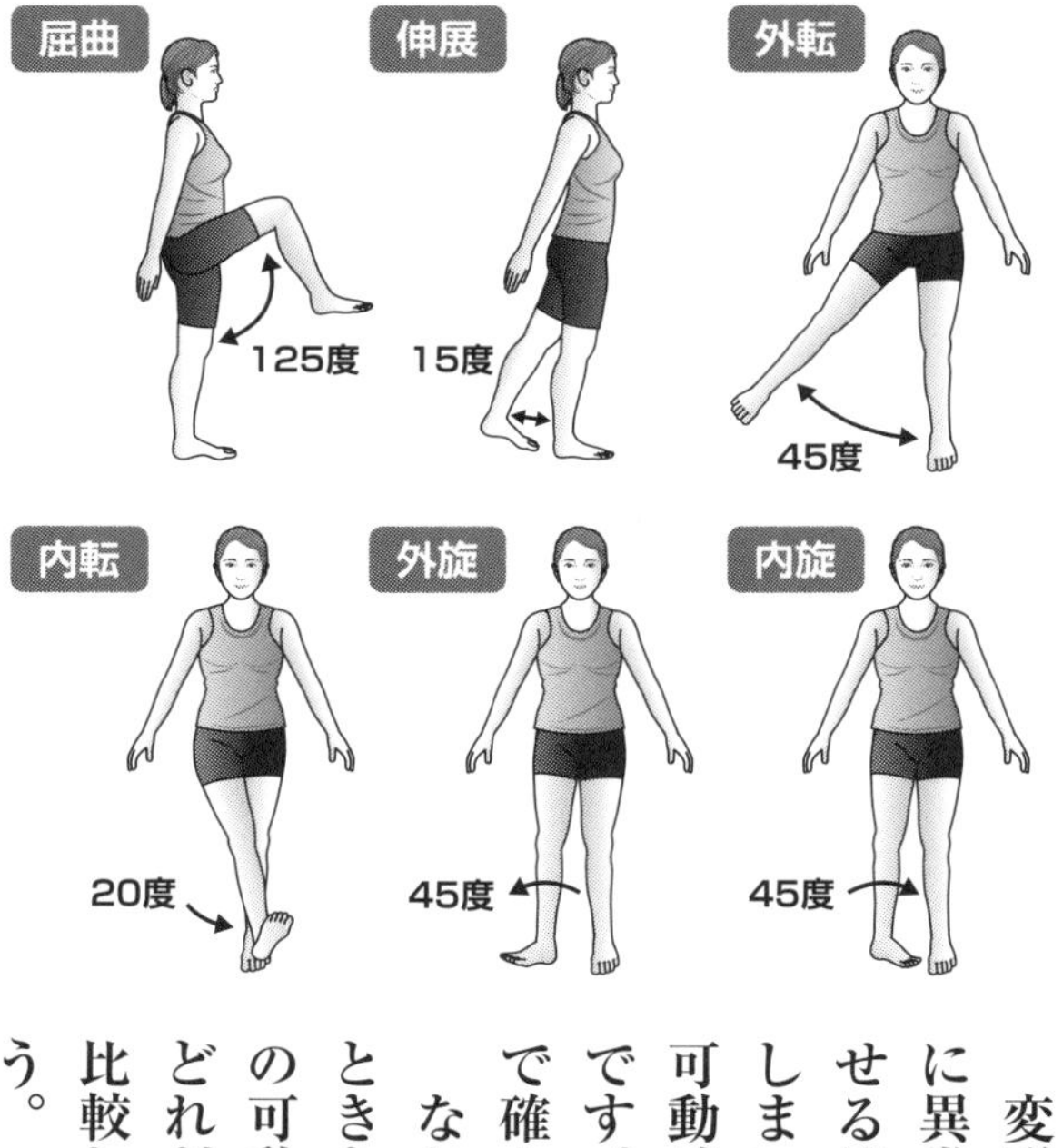

変形性股《こ》関節症などにより股関節に異常がある場合は、股関節を動かせる範囲（可動域）が、狭くなってしまいます。正常とされる股関節の可動域は、ざっくりと上図のとおりです。無理をしない程度に、ご自身で確かめてみるのもいいでしょう。

なお、股関節痛対策の運動をするときなどは、運動を始める前に自分の可動域を確かめておき、運動後にどれだけ可動域に変化があったか、比較して確かめてみるとよいでしょう。

（高平尚伸）

Q36 股関節痛に加えひざ痛や腰痛もありますが、本当に変形性股関節症ですか？

変形性股関節症を発症した場合、左右の足の長さが変わり、骨盤がどちらかに傾くということがあります。この左右の差を補整して体を垂直に保つために背骨が弯曲《わんきょく》（左右に曲がること）し、腰痛や坐《ざ》骨神経痛を引き起《こ》こすことがあります。股関節の変形のため、ひざや足首に過度な負担がかかり痛みが出ることもあります。

また、股関節での異常を神経が別の部位の痛みとして感じてしまうこともあります。変形性股関節症の影響で腰やひざに症状が出ることもありますが、だからといって、腰やひざなどの異常のすべてが変形性股関節症によるものとは限りません。さらに、股関節が痛い場合でも、変形性股関節症以外の病気ということもあります。

股関節、腰、ひざ、足首などに痛みや異常を感じたときは、我慢することなく、早めに医療機関を受診することが大切です。どのような病気であっても、早期発見、早期治療が何より重要です。まずは、整形外科を受診して、どのような病気なのか診察を受け、そのうえで治療を行うようにしてください。

（高平尚伸）

Q37 股関節の違和感が数日で消えましたが、股関節に異常はないですか？

変形性股《こ》関節症は、初期であれば、股関節にわずかな違和感を覚えるだけというケースもあり、あまり気にとめず、医師の診察を受けないまま過ごす人も少なからず存在します。したがって、質問の答えは、必ずしも異常がないわけではありません。

股関節の違和感や痛みは、数日間で消えてしまう場合もありますが、変形性股関節症であった場合は、放置したままであればしだいに症状が進行します。最悪、日常生活にも影響が出るようになってしまいますし、症状が進むと病気の進行のスピードもより速くなることもあるので、早期に診察を受け、対策を取るのが重要となります。

もちろん、変形性股関節症ではない場合もあります。なんらかの理由で一時的に股関節に負荷がかかり、軽い炎症が起きただけということもあるでしょう。ですが、そのような場合であっても、医師の診察を受けることをおすすめします。股関節に異常があるかどうかは、医師が診断しない限りわからないことです。異常の有無を確認するためにも、医師、特に整形外科医の診察を受けるようにしてください。（高平尚伸）

Q38 跛行という症状はなんですか？

跛行《はこう》とは、片方の足を引きずるようにして歩く「歩行障害」の一種です。変形性股《こ》関節症による跛行には、次の4タイプがあります。

①疼痛による逃避性跛行・有痛性跛行　症状のある側の足を踏み出すと痛むため、反対側の足を軸に、症状のある足を使わないで歩くようになる。

②脚長差《きゃくちょうさ》による墜落性跛行・墜下性跛行　変形性股《こ》関節症が進行し、骨盤の左右バランスがくずれるなどして、左右の足の長さに差が出る（下肢《かし》短縮による脚長差）と、片方の足が地面につくときに墜落するように落下する歩き方をするようになる。

③股関節拘縮《こうしゅく》による跛行　変形性股関節症が進行することで股関節の拘縮（関節可動域が制限されること）が起き、股関節の機能が限定されると、歩幅が狭くなり、さらに墜下性跛行と同じような歩き方になる。

④外転筋の筋力低下による跛行　発育性股関節形成不全（先天性股関節脱臼《だっきゅう》など）や変形性股関節症などにより中殿筋《ちゅうでんきん》や小殿筋などの外転筋の筋力低下があると、片足で立ったときに骨盤が足を上げた側に傾くような歩き方になる。

（高平尚伸）

Q39 股関節を動かすとポキポキ音がしますが変形性股関節症ですか?

股関節《こ》から、「ポキポキ」という音が鳴ると、痛みがなくとも気になってしまいます。股関節から音が鳴る原因は、必ずしも骨と骨とが当たっているわけではなく、多くの場合、筋肉や腱《けん》、靭帯《じんたい》が原因で音が鳴っています。立ち上がるときや、歩くときなどに音が鳴ることがありますが、骨盤を左右に動かすだけでも鳴ることがあります。**股関節で音がするのは、硬く縮んだ筋肉や腱《けん》、靭帯が、股関節の骨の一部に引っかかることで音が発生する症状で、弾発股《だんぱつこ》と呼ばれています。**硬くなった筋肉や腱、靭帯が骨とこすれると炎症を起こし、しだいにその部分は肥厚し、より引っかかりが強くなります。また、音だけではなく、痛みが出てくることもあります。

股関節の中の異常が音を発する原因になる場合もあります。また、股関節の形状に問題がある人や、仕事やスポーツなどで股関節を酷使する人に発症することが多く、股関節の変形と関連していることもあるので、痛みなどがなくても、早期の診断・治療をおすすめします。治療法は原因によりさまざまです。

（高平尚伸）

Q40 脚長差があるといわれました。股関節痛とどう関係しますか？

左右の足の長さは、本来的にはあまり違わないものですが、なんらかの理由により、長さが違ってしまっていることがあります。そのような長さの違いを「脚長差《きゃくちょうさ》」と呼び、骨格が原因のものを器質的（構造的）脚長差、骨格以外が原因の場合を機能的脚長差と呼びます。

器質的脚長差には、成長期に過剰な荷重刺激を受けることによる成長抑制と、脚部の骨折などによる、外傷後の後遺症が原因の場合が多いようです。日本では、スポーツが関係しているケースもあり、成長期の過剰な運動には注意が必要です。

機能的脚長差としては、片足のみが扁平足《へんぺいそく》といった、足の状態に起因するもの、片側のひざのみが伸びないなどの、ひざの状態が起因するもの、骨盤の傾きや、変形性股《こ》関節症が原因の場合があります。Q31でも説明したように、脚長差は変形性股関節症の特徴的な症状の一つなので、ほかに原因が思い当たらない場合は、変形性股関節症を疑い、医師の診察を受けるようにしてください。

（高平尚伸）

Q41 なぜ左右の足の長さに差ができてしまうのですか？

変形性股関節症と脚長差

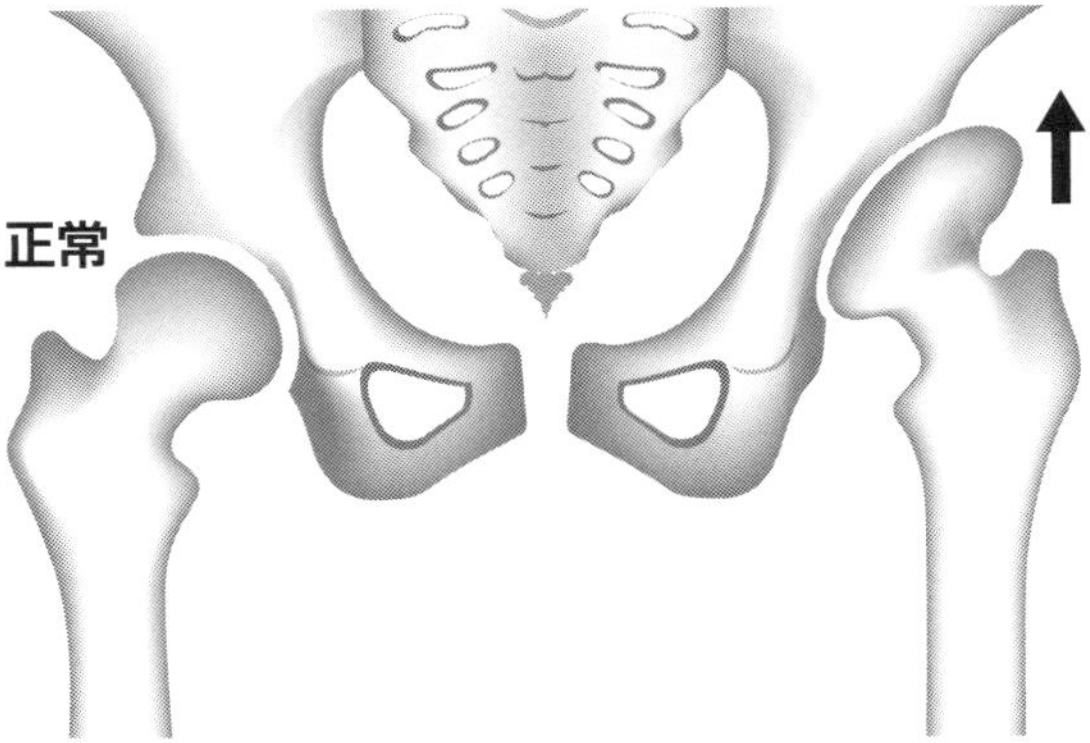

変形性股《こ》関節症を発症すると、関節軟骨がすり減ることで寛骨臼《かんこつきゅう》と大腿骨頭《だいたいこつとう》のすきまが狭くなります。末期には骨と骨とが接し、すきまがなくなってしまいますが、関節軟骨がすべてすり減ると、足は7～8ミリほど短縮します。さらに、大腿骨頭の亜脱臼《だつきゅう》、脱臼、大腿骨頭の変形・扁平化、大腿骨頸部の短縮、関節拘《こう》縮《しゅく》などで脚長が短縮し、発育性股関節形成不全（先天性股関節脱臼など）で治療を受けないまま成人した場合では、5センチ以上の脚長差が生じることもあります。

（高平尚伸）

第4章

診察・検査・診断についての疑問25

Q42 股関節痛を感じたら、どの診療科を受診すればいいですか？

股関節《こ》の異常の原因は、変形性股関節症以外にも、筋肉痛や肉離れ、挫傷《ざしょう》（打ち身）などの、外傷（ケガ）というケースもあります。スポーツなどで、股関節の可動域を超えるような動きをしたときなどは、捻挫《ねんざ》や脱臼《だっきゅう》、亜脱臼を起こすこともあります。

これらの外傷以外にも、股関節の痛みを発症する病気は複数ありますが、それがケガなのか、または病気なのかを正しく判断しない限り、有効な治療はできません。痛みを我慢し、しばらく安静にすることで、痛みや違和感が引いていくこともあるでしょうが、放置することで、症状が進行・悪化するケースは多々あります。

変形性股関節症を含め、あらゆる病気やケガは、早期治療が基本です。また、変形性股関節症は進行性の病気なので、悪化する前に治療をして、病気が進むのを食い止めることが重要です。股関節周辺に違和感や痛みを覚えたときは、迷わず、近くの**整形外科**を受診し、股関節がどのような状態になっているのか、診察を受けるようにしてください。

（杉山　肇）

Q43 初診から大きな病院を受診するべきですか？

変形性股関節症を発症していながら、そのまま放置しつづけ、末期股関節症になってしまった場合は、ときには、変形した骨を取り除き、人工関節に置換するという手術が必要になる場合があります。そのような場合であれば、変形性股関節症の治療に実績のある、設備の整った病院で治療をする必要もありますが、初期の症状であれば、まずは近隣の整形外科を受診することをおすすめします。以下の項目に当てはまる場合は、早期に整形外科を受診するようにしてください。

①股関節に違和感や痛みを感じる
②過去に、臼蓋《きゆうがい》形成不全を指摘されたことがある
③乳幼児期に、股関節の脱臼《だつきゆう》、亜脱臼をしたことがある
④家族や血縁のある親戚《しんせき》に、変形性股関節症を患った人がいる

これらの項目に、一つでも該当する場合は、早期に整形外科を受診してください。早期であれば、生活改善や運動などの保存療法で症状の改善が見込める場合があります。大切なことは早期診察、早期治療です。

（杉山　肇）

Q44 問診では、どのようなことを聞かれますか？

股関節《こ》になんらかの異常を感じ、整形外科で診察を受ける場合、まずは問診により、医師が患者さんの病状などを確認します。

問診では、以下のようなことについて聞かれることになると思います。

①現在の症状について　どこが痛むのか、どのような痛みか、いつから痛みはじめたのか、どんな動作のときに痛むのか、どんなタイミングのときに痛むのか、腰やひざなど、ほかに痛む部位があるかなど。

②自分と家族の既往歴　股関節の病気経験の有無、家族や親戚《しんせき》の股関節の病気経験の有無、過去に経験した大きなケガ（股関節以外も含め）や病気、アレルギー歴など。

③ライフスタイル　日常生活の過ごし方（飲酒や喫煙等についても）・これまでの仕事の内容（股関節に負担のある職業経験など）、スポーツ経験とその内容。

これらの情報は、変形性股関節症以外の病気かどうかも含め、患者さんの現在の状態を知り、今後の治療方針を考えるうえでとても大切なデータとなります。できるだけ正確に伝えられるよう、事前にまとめておくとよいでしょう。

（杉山　肇）

Q45 病院ではどのような検査が行われますか？

股関節《こ》の異常で整形外科を受診した場合、まずは問診があり、そのあと、以下のさまざまな検査を行うことで、股関節の状態を詳細に確認します。

①**姿勢などの確認**　立っているときの姿勢や歩き方などを確認する。

②**触診**　医師が患者さんの体に直接触れて、股関節を動かしたり、患部周辺を手で押したりして、股関節の状態を確認する。

③**スカルパ三角を押す検査（触診の一種）**　スカルパ三角と呼ばれる部位を押して、痛みがあるかを確認する。

④**徒手検査**　患者さんの足を医師が動かして、股関節の動きの範囲を測定したり、痛みが出るかどうかを確認したりする。

⑤**エックス線（レントゲン）検査**　エックス線で患部を撮影し、骨の変形の有無、関節軟骨のすり減り具合、股関節の形状などを確認する。

⑥**その他**　必要に応じてCT（コンピュータ断層撮影）検査、MRI（磁気共鳴断層撮影）検査、血液検査などをさらに行う。

（杉山　肇）

Q46 医師に痛みの強さをどのように伝えればいいですか?

痛みの強さ・感じ方は患者さんにより異なります。痛みとは主観的なもので、股関《こ》節の変形の度合いが似たようなものであっても、痛み方は人により違うものです。痛みの度合いというのは、とても伝えづらいものなのです。そのため、痛みの出る姿勢や動き、頻度なども具体的に伝えることが必要です。痛みを他者に伝えるための指標として、主に、以下の3つのタイプのスケール(物差し)が使われています。

①フェイススケール 痛みがない状態を0として、これ以上ない痛みを5とした6段階のスケール。痛みの表情を絵に置き換えているため、フェイススケールと呼ぶ。

②ビジュアルアナログスケール 10チセンの長さの直線を引き、片方の端を始点として痛みがない状態、その逆の端にある終点を、自分がこれまで経験した最も強い痛み(これ以上ない痛み)として、痛みの度合いをその直線上のどこかに置いて示す。

③数値的評価スケール 痛みがない状態を0、これ以上はない痛みを10とした11段階のスケール。

(杉山 肇)

Q 47 変形性股関節症の重症度を知る目安はありますか？

変形性股関節《こ》症で現れる症状を、Ａ・Ｂ・Ｃの３つのグループに分けました。Ａの項目に２つ以上当てはまるものがある人は、股関節になんらかの病気の疑いがあると推測されます。Ｂに２つ以上当てはまる人は、変形性股関節症が進行している可能性が高いと推測されます。さらにＣに当てはまるものがある人は、かなり進行している可能性があります。それぞれ、早めに医師の診察を受けるようにしてください。

Ａ　少し長く歩くと足がだるくなる、イスに腰かけているときに足が組みにくい、足・お尻《しり》・太もも・股《また》のいずれかに痛みを感じる、イスに腰かけたとき、左右のひざの高さが違う、家族や親戚に股関節の病気を経験した人がいる

Ｂ　長く歩くと股関節に痛みが出る、歩き始めや立ち上がるときに股関節が痛む、階段の昇降時に股関節が痛む、あぐらをかくときや靴下をはくときに股関節が痛む

Ｃ　歩行時に常に股関節に痛みがある、歩行時に足を引きずったり小またになったりする、就寝時に股関節が痛む、左右の太ももの太さが異なる

（杉山　肇）

Q48 股関節の「CE角」が小さいといわれましたがどういう意味ですか？

CE《シーイー》角とは、寛骨臼《かんこつきゅう》がどのくらい大腿骨頭《だいたいこつとう》を覆っているかを、角度で示す指標です。大腿骨頭の中心を通る垂線と、大腿骨頭の中心と寛骨臼の縁とを結んだ線分との間の角度で示します。角度が小さいと軟骨がすり減りやすく、大きいと寛骨臼と大腿骨頭がぶつかって傷つきやすくなります。正常な角度は30度前後です。

（杉山　肇）

正常な股関節の可動域

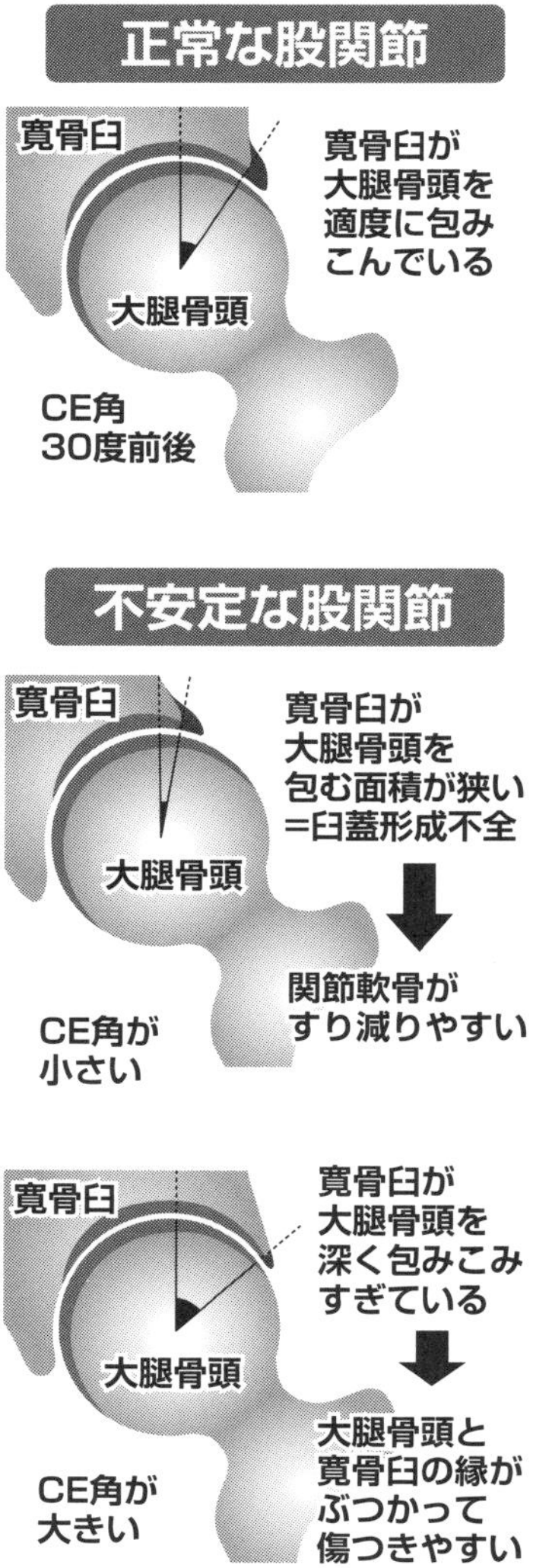

Q 49
触診ではどのような検査が行われますか？

股関節検査・触診

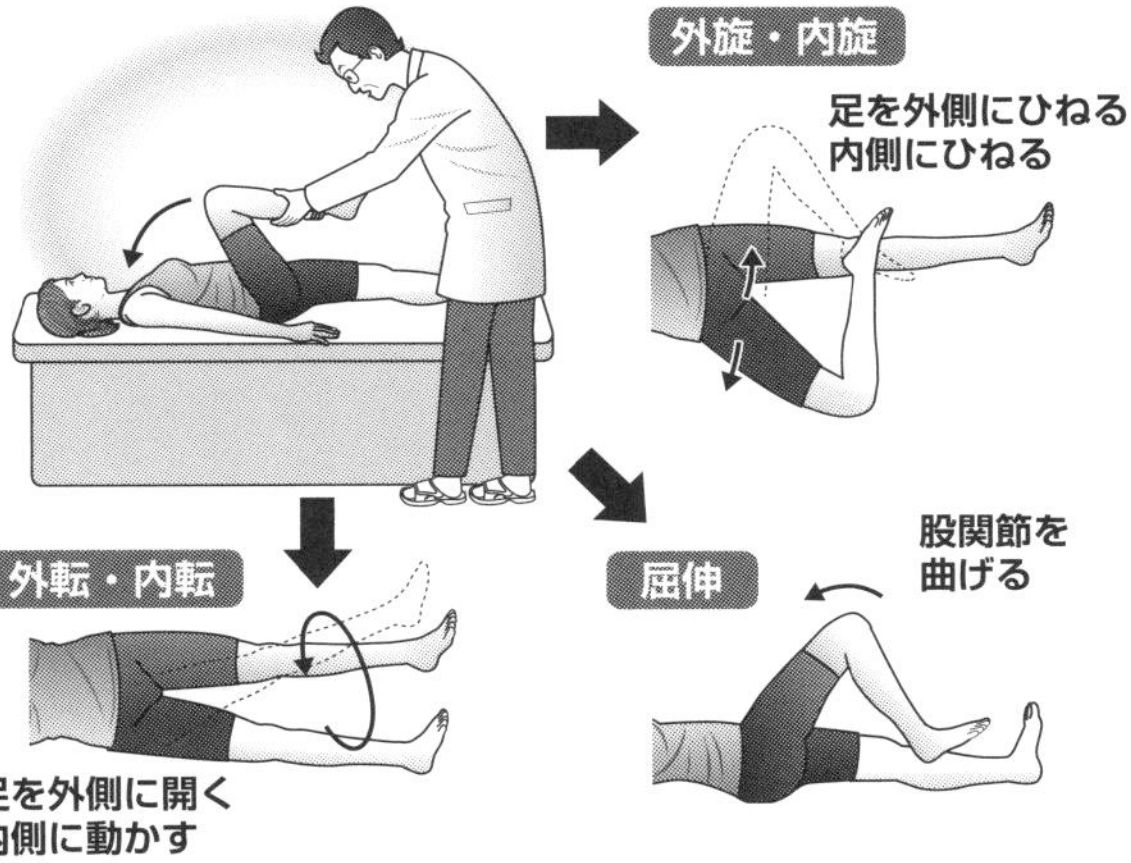

股《こ》関節痛での触診として、「徒手検査」や、「スカルパ三角を押す検査」などが行われます。徒手検査では、上の図のように医師が手で患者さんの足を持ち、屈曲・外旋《がいせん》・内旋《ないせん》・外転・内転など、股関節を動かし、可動範囲や痛みがどう出るかを確認します。

スカルパ三角とは、足のつけ根の筋肉と靱帯に囲まれた三角形の部分のことで、股関節の前面に当たります（73ページの図を参照）。

ここを押して痛みがあると、股関節に問題があると推測されます。（杉山　肇）

Q50 パトリックテストとはどのような検査ですか？

パトリックテスト

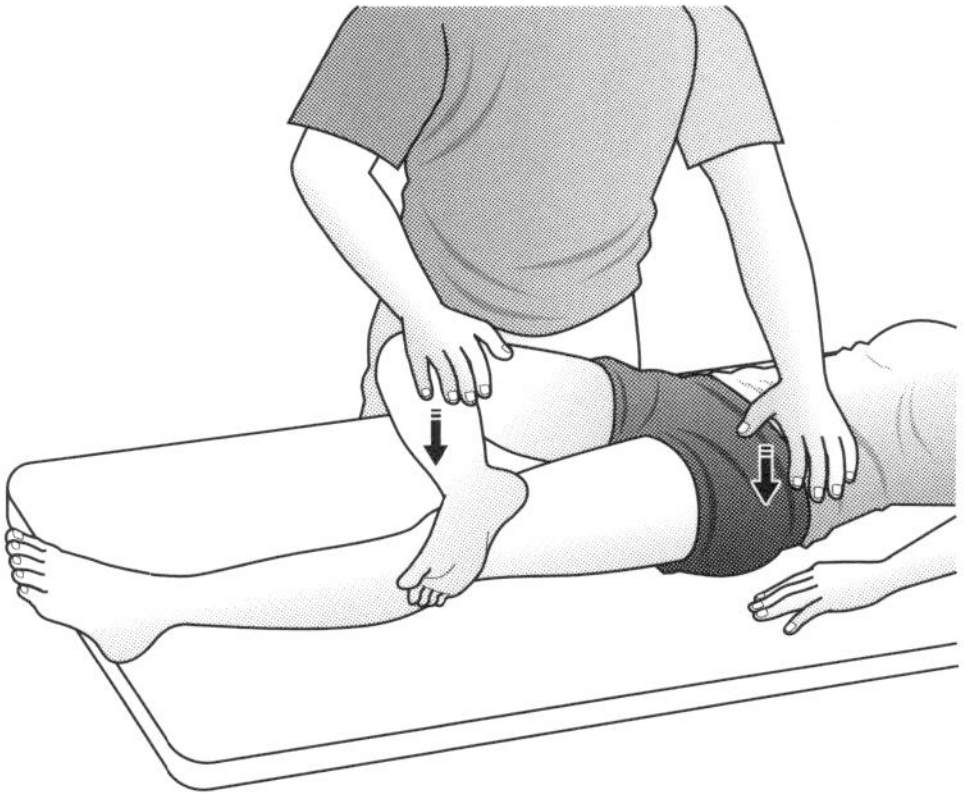

徒手検査の一つに、パトリックテストと呼ばれるものがあります。４の字検査とも呼ばれる検査方法ですが、患者さんをあおむけにし、足を反対側のひざに乗せ、４の字を作り、上から軽くストレスをかける（押す）というものです。４の字検査という呼称のとおり、プロレス技の４の字固めのように、足を４の字にして押すわけですが、このとき、足のつけ根に痛みがある場合は、股《こ》関節内に炎症が起きていることが予想されます。この検査法は、加減をしながらであれば、自宅で自分でも行えるので、無理をしない程度に試してみるのもいいでしょう。

（杉山　肇）

Q 51 スカルパ三角圧痛チェックでは何を行いますか？

足のつけ根の前面、そけい靱帯《じんたい》・縫工筋《ほうこうきん》・長内転筋で作られる三角を「スカルパ三角（大腿《だいたい》三角）」と呼びます。

筋肉と靱帯に囲まれるスカルパ三角の部位を押すと、変形性股《こ》関節症を発症している場合は、痛みが生じます。ここに圧迫を加えて痛むかどうかで、股関節に問題が生じているかどうかが推測できるわけです。

患者さんをあおむけにし、左右のスカルパ三角に、左右それぞれの親指の腹を当て、真下に一定の圧力でゆっくりと押します。明らかな圧痛がある場合や、左右差のある圧痛が確認された場合は、股関節とその周辺部位に、問題があることが推測されます。

スカルパ三角圧痛チェックや、パトリックテストを含む徒手検査で、股関節になんらかの症状があると推測される場合は、さらに正確な状態を調べるため、画像を使った検査を行うことになります。

（杉山　肇）

スカルパ三角

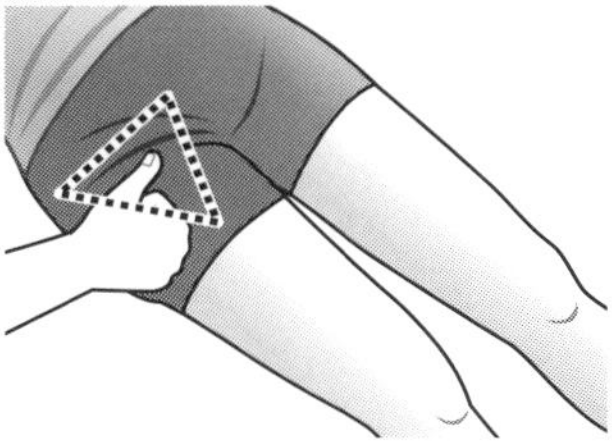

Q52 可動域チェックとはどのような検査ですか？

股《こ》関節には、動かせる範囲（可動域）がありますが、股関節になんらかの異常、障害がある場合は、この可動域が狭くなってしまいます。そのため、この可動域が正常かどうかを確認することで、股関節の状態が推測できるのです。

一般的に、股関節の参考可動域をまとめると、以下のようになります。

●屈曲0〜125度　伸展0〜15度
●外転0〜45度　内転0〜20度
●外旋0〜45度　内旋0〜45度

関節可動域検査ですが、例えば屈曲では、患者さんにはあおむけになっていただき、体幹と並行な線を基本軸とし、大腿《だいたい》骨を軸として足を参考可動域の角度まで屈曲することができるかを確認します。可動域が極端に狭くなっている場合は、股関節に異常や障害が発生している可能性が高いと判断できることになります。

そのような場合は、さらに正確な状態を調べるため、画像を使った検査を行うことになります。

（杉山　肇）

Q 53 エックス線検査で何がわかりますか?

股《こ》関節の異常を感じ、整形外科で診察を受けると、問診や触診でおおよその診断を行い、さらにエックス線（レントゲン）検査を行うのが一般的です。

人体の骨格は、筋肉や脂肪、皮膚で覆われているため、目視で確認することはできませんが、エックス線で人体を撮影することで、体内にある骨などの形状を写し撮ることができ、体内の状態を画像として確認することができるのです。

股関節の正面エックス線像を確認することで、寛骨臼《かんこつきゅう》と大腿骨頭《だいたいこっとう》の間のすきま（関節裂隙《れつげき》）がどの程度残っているかが確認できるのですが、十分なすきまが保持されている場合は、関節軟骨が正常に存在していて股関節は正常だということがわかります。

一方、すきまが狭くなっている、軟骨下骨の骨硬化が確認できる、骨嚢胞《のうほう》や骨棘《こつきょく》形成が確認できるといった場合は、変形性股関節症がある程度進行しているということです。臼蓋《きゅうがい》形成不全や股関節脱臼《だつきゅう》、亜脱臼の有無なども、エックス線像で確認することができますし、大腿骨頭が扁平《へんぺい》化して骨と骨とのすきまがなければ、変形性股関節症の末期ということが読み取れます。

（杉山　肇）

Q54 エックス線検査は、たびたび受けても心配ないですか？

エックス線（レントゲン）検査とは、放射線であるエックス線を使い、体の中の構造を画像化して状態を確認するということです。つまり、エックス線撮影を行うということは、微量ではありますが、放射線に被ばくするということなのです。そのため、エックス線の被ばくが、体に悪影響を及ぼしてしまうのではないかと、心配になる患者さんもいらっしゃるようです。まず、結論からいうと、エックス線検査での被ばく量はとてもわずかなものなので、心配する必要はありません。例えば、胸部エックス線検査1回での被ばく量は、0・06ミリシーベルト（以下、単位は略）です。私たちは、普段の生活でもさまざまな形で放射線被ばくを受けていますが、宇宙からの放射線だけで、年間0・3、食べ物からも、年間0・99の被ばくがあり、自然から受ける被ばく量は、日本平均で年間2・1（環境省）になります。人体に悪影響があるのは、200以上の被ばくとされているので、エックス線検査の微量な被ばくは、問題がないレベルと考えていいでしょう。

（杉山　肇）

Q 55 CTを撮るのはなんのためですか？

ＣＴ（コンピュータ断層撮影）により、体を輪切りにしたような画像を撮影して検査することを、ＣＴ検査と呼んでいます。

変形性股《こ》関節症においてもＣＴ検査を行うことがありますが、ＣＴ検査では股関節の骨形態を、立体的かつ正確に把握することができ、さらには寛骨臼《かんこつきゅう》と大腿骨頭《だいたいこっとう》の間の関節裂隙《れつげき》の狭小の程度と状態、骨嚢胞《のうほう》や骨棘《こつきょく》の大きさや位置を確認することができるため、股関節症の診断上、とても有効であることが確認されています。

近年では、体をらせん状に撮影して得られた情報をコンピュータ処理することで、患部である股関節周辺の立体画像を作成することも可能となり、状態を詳細に評価できるため、手術を行うときの術前計画や、術後評価にも利用されています。

ただし、ＣＴ検査では、エックス線以上の放射線被ばくがあるため、検査の必要性を十分に認識したうえで、慎重に使用について判断する必要があります。なお、撮影部位や撮影手法により異なりますが、１回当たり５～20ミリシーベルト程度の被ばくになると考えられています。

（杉山　肇）

Q56 MRI検査を受けると何がわかりますか?

まず、MRI検査(磁気共鳴断層撮影)と、CT検査の違いについて説明します。MRIもCTも、どちらも体の断層画像を撮影する装置という点では同じようなものではありますが、最大の違いは、CTがエックス線を用いて画像データを得ているのに対し、MRIは強力な磁石による「強い磁場」と「電波」を用いて画像を得るという点です。そのため、MRI検査では放射線による被ばくがなく、小児でも安心して検査を受けられますし、健康な人が、念のために検査を行うときにも、不安なく用いることができます。

ただし、MRI特有のデメリットもあります。検査部位によりますが、検査時間が20分~1時間ほどかかるのが難点の一つとされますが、健康のための時間ですので、そのあたりはご理解いただきたく思います。

MRIは任意の方向で断面像を得られるため、病変の位置関係や状態を理解しやすく、より効率的に治療方針を決定するのに有効です。また、CTは骨の検査がしやすいのに対してMRIは筋肉などの軟部組織の検査がしやすい特徴があります。(杉山 肇)

Q57 超音波検査が行われるのは、どのようなケースですか？

変形性股《こ》関節症の画像検査としては、エックス線検査、ＣＴ検査、ＭＲＩ検査などが行われていますが、超音波検査も有効な検査方法の一つです。特に、軟骨成分の多い乳幼児の診断に対しては有益な検査法の一つとされています。また、放射線を用いない超音波検査は、放射線の影響を考える必要がないという点も、乳幼児の健康面を考えた場合には、大きな利点と考えられます。

ＣＴやＭＲＩの場合、検査方法の性質上、検査中に動かないことが必要となりますが、超音波検査はその必要もなく小児には向いています。そういった特性から、超音波検査は、乳幼児の先天性股関節脱臼《だっきゅう》などに有用な検査法として用いられています。

もちろん、乳幼児に限らず、一般の患者さんにも有効な検査方法です。股関節内の液体貯留、関節包の肥厚《ひこう》、骨棘《こつきょく》の有無などの評価に用いることができることから、超音波検査は変形性股関節症の補助診断には有用な検査と位置づけられています。今後は、さらに活用が広がる有望な検査方法の一つです。

（杉山　肇）

Q58 関節鏡検査が行われるのは、どのようなケースですか？

関節鏡検査とは、鉛筆ほどの小さな直径の関節鏡を、関節のすきまから関節内に刺し入れて、直接関節内を調べる検査方法です。関節鏡は、非常に細い管の先端に、ファイバースコープと特殊な細長いレンズ、ライトにより構成されているカメラを装着したもので、これを関節内に挿入して、直接内部を観察します。関節鏡を関節に侵入させることで内部を直接見ることができ、関節軟骨、関節唇《しん》の変性、損傷の度合い、部位や範囲、炎症の実態などを直接的に視認して診断できます。なお、鏡視可能な部位は、寛骨臼《かんこつきゅう》荷重部、寛骨臼窩《か》（寛骨臼の底面）や円靱帯《じんたい》（子宮を支える靱帯）の上方、骨頭荷重部と関節唇などで、関節内の広い範囲を検査することができます。

関節鏡で直接患部を見ながら、特殊なメス、ハサミ、鉗子《かんし》を使い、半月板の切除や縫合といった手術も行うことができます。関節内に欠け落ちた骨片や異物を捉えて、これを排除したり、尿酸結晶を洗い出したりといった、直接的な治療に用いることも可能です。

（杉山　肇）

Q59 血液検査の目的はなんですか？

関節リウマチなどの炎症性の病気が疑われるときには、血液生化学検査を行い、血液中のさまざまな成分を分析して、関節リウマチや感染などがないかを調べます。

①**血沈**　赤血球が、試験管の中を一定時間内にどれくらい沈んでいくかを（赤血球沈降速度、赤沈）調べることで、リウマチなどの炎症の度合いを調べます。正常値は、1時間で男性10ミリ以下、女性20ミリ以下。悪化とともに数値が上がります。

②**CRP**　血沈と同じくリウマチなどによる炎症の程度を示すCRP（C反応性タンパク）の値を調べるもので、正常値は0・3ミリグラム以下です。

③**抗CCP抗体**　環状シトルリン化ペプチド（CCP）と呼ばれる物質に対する抗体で、早期のリウマチでも確認できるため、早期診断に有効です。

④**リウマトイド因子**　この値が高いとリウマチが疑われるが4分の1が偽陽性です。

⑤**マトリックスメタロプロテアーゼ3（MMP‐3）**　関節炎がひどくなると、量が増加します。治療薬の効果を調べるのにも役立ちます。

⑥**その他**　痛風を疑うときの尿酸値ほかさまざまな数値を確認します。

（杉山　肇）

Q60 股関節内注射の目的はなんですか？

変形性股関《こ》節症、股関節炎などが進行し痛みが激しい場合、股関節をエックス線で透視しながら、直接関節内に痛み止めを注射します。エックス線を使わなくても可能ですが、より確実に関節内に注入するため、エックス線を用いるのが一般的です。

また、脊椎疾患《せきついしっかん》と変形性股関節症の鑑別のために、股関節内注射を行うケースもあります。脊椎疾患と変形性股関節症は、ともに股関節周囲に疼痛《とうつう》を伴う病気で、両者の鑑別が困難な症例が存在するためです。

そのような場合、股関節内注射で局所麻酔を注入し、これにより疼痛が軽減したか消失した場合は、脊椎疾患ではなく股関節症による下肢痛《かし》であることが判明し、両者の鑑別の重要な指標となります。また、股関節内注射により疼痛が軽減した場合は、手術により疼痛が軽減することが見込まれるので、そういった治療方法の選定の一助にもなります。

なお、股関節内注射にはリスクが存在しますが、鑑別や治療に有用であるというエビデンス（科学的根拠）が複数あり、有用な検査と考えられています。

（杉山　肇）

Q 61 そけい部や太もも前面の痛みは変形性股関節症以外にどんな原因が考えられますか？

そけい部や太もも前面の痛みの原因

大腿骨頭壊死症
股関節炎(リウマチ疾患など)
化膿性股関節炎
股関節脱臼骨折
骨盤骨折、股間節唇損傷
腸腰筋膿瘍・腸腰筋血種
腸恥骨滑液包炎
腰椎由来の神経根症
外側大腿皮神経の絞扼性障害
腫瘍
人工股関節の緩み
腹筋下部損傷
腎結石、前立腺炎、副睾丸炎
大動脈瘤
閉鎖孔ヘルニア、そけいヘルニア
恥骨炎

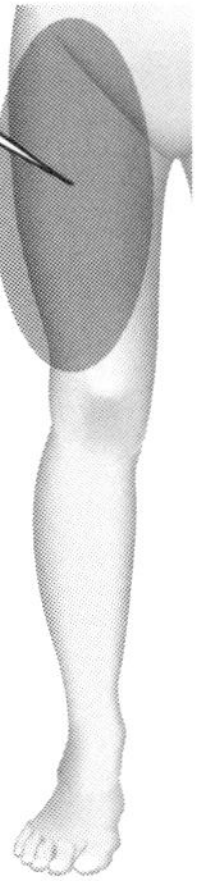

そけい部や太もも前面に痛みを起こす原因は、変形性股《こ》関節症以外にも、さまざまな病気が想定されます。

例えば、大腿骨頭《だいたいこっとう》の骨の組織が壊死する**「大腿骨頭壊死《えし》症」**や、**関節リウマチ**などの全身性の病気、**股関節周辺（大腿骨頸部）**の骨折などでも、そけい部や太もも前面に痛みが生じます。また、人工股関節を入れている人は、人工関節の緩みで痛みが発生することがあります。そのほかにも、腎《じん》結石や前立腺《せん》炎、そけいヘルニアといった病気が考えられます。

（杉山　肇）

Q 62 恥骨部分の痛みは変形性股関節症以外にどんな原因が考えられますか？

恥《ち》骨とは、骨盤を形成する骨の一つで、骨盤の前方下部、生殖器のすぐ上に位置する骨です。この恥骨部分で痛みがある場合は、**恥骨骨炎、骨髄《こつずい》炎、腹直筋付着部炎、恥骨損傷、膀胱《ぼうこう》炎**といった病気が原因になる場合があります。

また、恥骨から起始する筋肉は、腹直筋・恥骨筋・長内転筋・短内転筋・大内転筋・薄筋がありますが、これらに炎症などが発生している可能性もあります。

恥骨に停止する筋肉としては、外腹斜筋と腹横筋がありますが、これらに炎症などがある可能性もあるでしょう。

（杉山　肇）

恥骨部分の痛みの原因

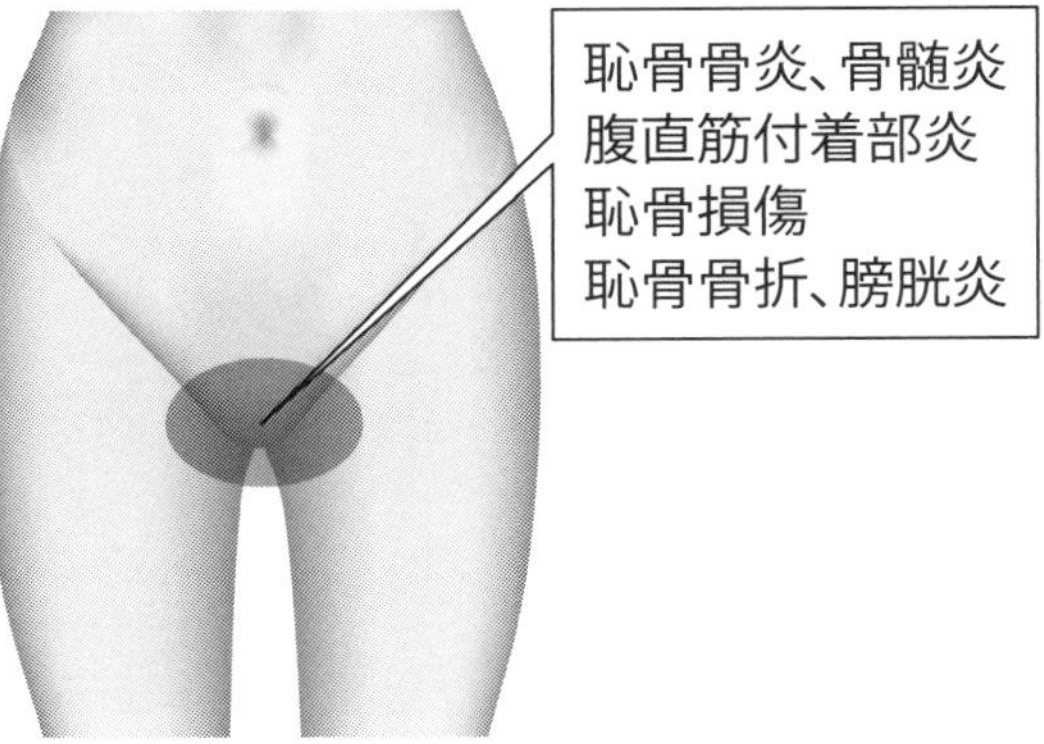

Q 63 骨盤部分の痛みは変形性股関節症以外にどんな原因が考えられますか？

骨盤とは、人間の体のほぼ中心に位置し、上半身と下半身をつなぐ重要な役割を持つ構造のことで、腰椎《ようつい》の下に、逆三角形に続く仙骨と、その横に広がる腸骨、腸骨の下に続く坐《ざ》骨と恥骨で構成される寛骨《かんこつ》、仙骨の先にある尾骨により構成されています。人体において、かなめのような存在の大切な構造です。この骨盤部分に痛みが出る病気としては、主に、以下のようなものがあります。

腸腰筋膿瘍《のうよう》　子宮筋腫《きんしゅ》　卵巣嚢腫《のうしゅ》　仙腸関節炎　腸腰筋血腫　など

また、骨盤の構造は男女差があり、骨盤周辺の臓器にも男女差があるため、婦人科疾《しっ》患《かん》や、男性のみの疾患が存在します。女性特有の疾患としては、以下のものがあります。

骨盤炎　子宮外妊娠　子宮内膜症　など

男性にのみ存在する生殖器である前立腺《せん》の病気でも、骨盤に痛みを感じることがあります。

前立腺がん　急性前立腺炎　など

（杉山　肇）

Q 64 お尻の外側や太もも外側の痛みは変形性股関節症以外にどんな原因が考えられますか？

お尻の外側や太もも外側の痛みの原因

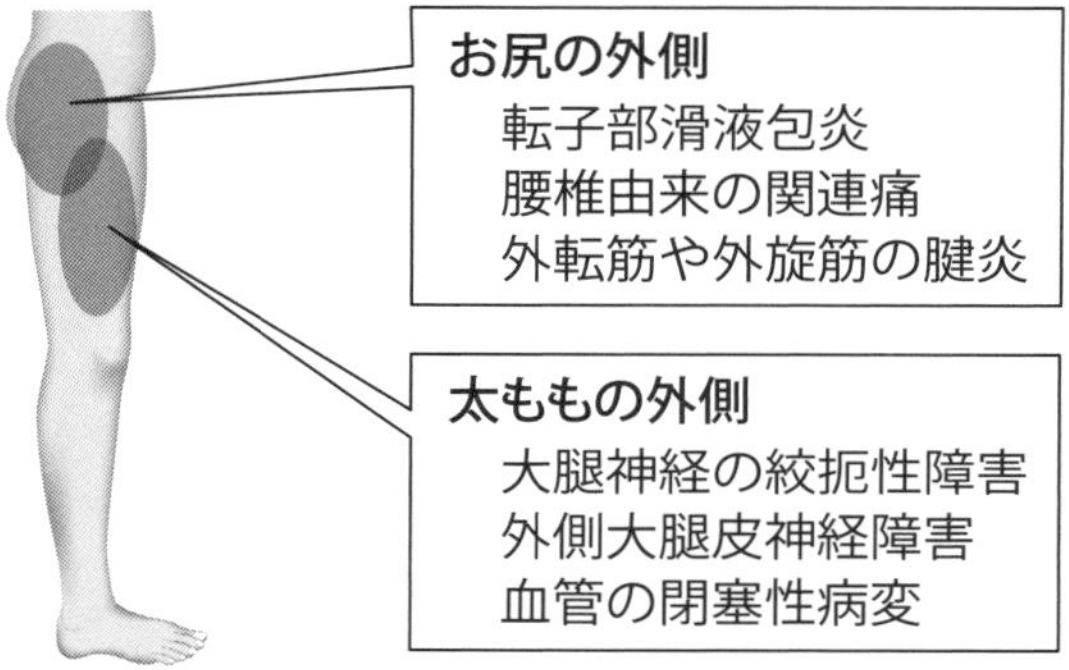

お尻《しり》（殿部《でんぶ》）の外側や太ももの外側に痛みの起きる病気も少なくありません。打撲《だぼく》などの外傷的要因のものや、筋肉痛など以外では、次のような病気が考えられます。

お尻の外側に痛みを起こす病気としては、大腿《だいたい》骨の大転子《こ》（股関節横の少し外側に出ている骨）と筋肉や腱《けん》の間にある滑液包が炎症を起こす**「転子部滑液包炎」**や、腰椎《ようつい》（腰の部分の背骨）が原因の痛み、股《こ》関節まわりの筋肉（外転筋や外旋《がいせん》筋）と骨をつなぐ腱の炎症などが考えられます。太もも前面に痛みを起こす病気としては、**神経障害や足の血管病**（血管の閉塞《へいそく》性病変）などが考えられます。

（杉山　肇）

Q65 太もも内側の痛みは変形性股関節症以外にどんな原因が考えられますか？

太もも内側の痛みの原因

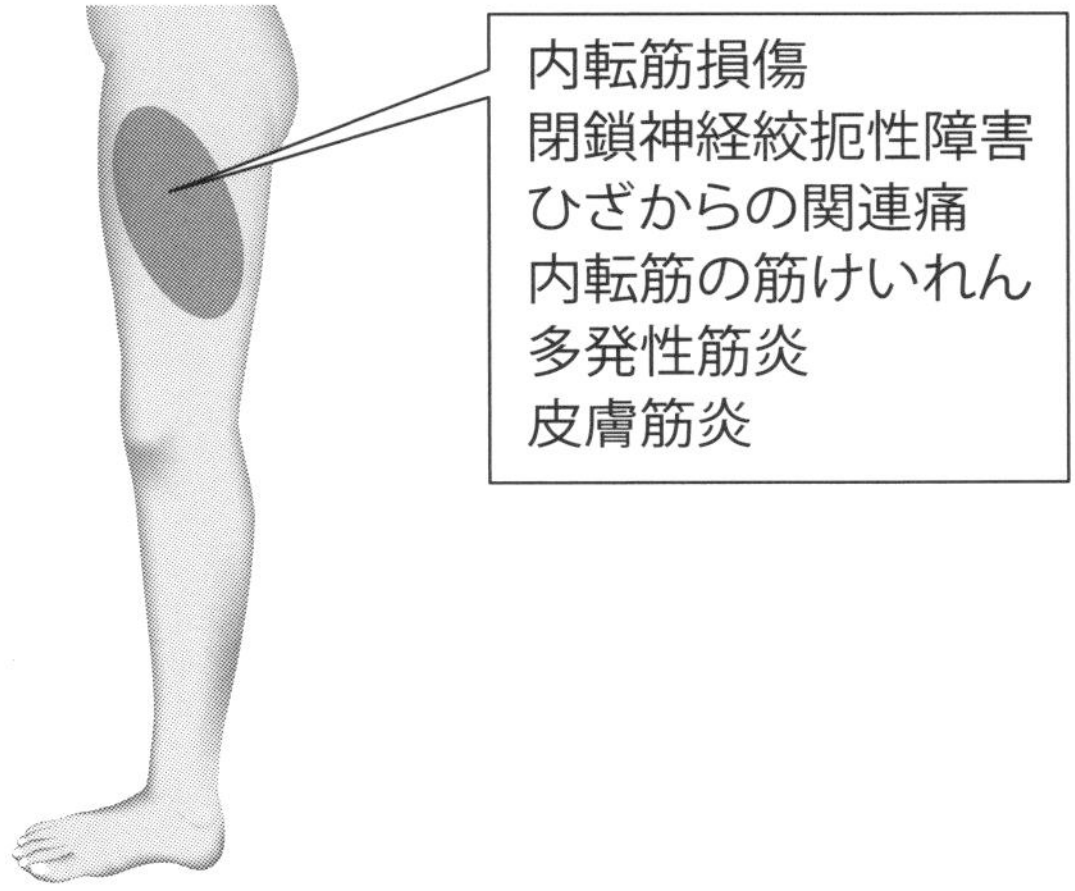

太もも内側に痛みを起こす原因としては、内転筋損傷や股《こ》関節部の神経障害（閉鎖神経絞扼《こうやく》性障害）といった病気のほか、ひざからの関連痛や内転筋のけいれん、筋肉の炎症などが考えられます。上の図に、代表的なものを示します。

なお、太もも内側の痛みは、太もも外側や裏側の痛みと厳密に区分して認識されるようなものでもないため、外側や裏側で痛みを発している病気・原因が影響を及ぼし、それにより痛みが起きていることもないわけではありません。

（杉山　肇）

Q 66
お尻や太もも裏側の痛みは変形性股関節症以外にどんな原因が考えられますか？

お尻《しり》や太もも裏側に痛みを起こす原因としては、坐骨《ざこつ》神経障害や、股《こ》関節を支える筋肉（梨状筋《りじょうきん》）が坐骨神経を圧迫する病気（梨状筋症候群）、仙腸関節（骨盤に存在する関節）の炎症（仙腸関節炎）といった病気が考えられます。

そのほかにも、坐骨結節（坐骨の下部にある出っぱり）の剥離《はくり》骨折（坐骨結節裂離骨折）や、坐骨の滑液包《かつえきほう》の炎症（坐骨部滑液包炎）、腰椎椎間板ヘルニアによる神経根症状などが原因になることもあります。代表的な病気は上の図のとおりです。

（杉山　肇）

お尻や太もも裏側の痛みの原因

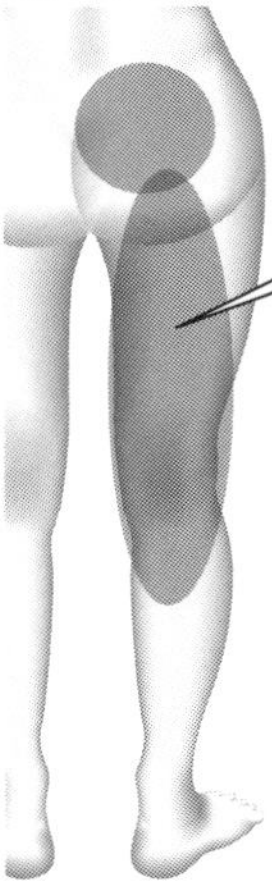

- 坐骨神経障害
- 梨状筋症候群
- 仙腸関節炎
- 殿筋内血腫
- 坐骨部滑液包炎
- 坐骨結節の裂離骨折
- 陰部ヘルペス
- 虚血性疾患
- 腰椎椎間板ヘルニアによる神経根症状

第5章

薬物療法・注射療法についての疑問 11

Q67 変形性股関節症では、どんな保存療法を行いますか？

変形性股《こ》関節症の治療には、大きく分類して「**保存療法**」と「**手術療法**」の2つがあります。

保存療法とは手術以外の治療法の総称で、変形性股関節症の治療では、多くの場合、まず保存療法が試みられます。保存療法の種類はさまざまで、通常はどれか1種類だけを行うのではなく、数種類の保存療法を組み合わせながら治療を進めます。

患部の痛みや炎症が強いときには、投薬や注射で痛みや炎症を抑える「**薬物療法**」が行われます。ただし、薬物療法はあくまで痛みを抑える対症療法であり、股関節痛の原因そのものを治すわけではありません。薬物療法で強い痛みや炎症が治まったら、あるいは場合により並行して「**理学療法**」で運動機能の回復をめざします。

理学療法とは、筋力トレーニングやストレッチ、ホットパックなどにより機能回復や痛みの緩和などをめざすリハビリテーションのことで、体操なども含めた体を動かす「**運動療法**」や、物理的な刺激を与える「**物理療法**」などの総称です。変形性股関節症の治療で行われる主な物理療法には、患部を温める**「温熱療法」**、高周波で皮下組織を刺激する**「超音波療法」**などがあります。また、杖《つえ》などの歩行補助具の使用や医療用コルセットなどを着用する**「装具療法」**もあります。物理療法や装具療法は、痛みの緩和に一定の効果があるという報告があります。

変形性股関節症の保存療法の中でも大切なのが、**「生活指導」**です。生活指導では、股関節に負担をかけるような生活習慣を改善することで、病気の進行や痛みの防止をめざします。

「変形性股関節症診療ガイドライン２０１６」では、「患者教育」が推奨されています。変形性股関節症における患者教育とは、「生活環境の改善」「日常生活動作の指導」といった指導や、「変形性股関節症の理解」「杖や装具の指導」「家庭での運動の指導」などのことです。こうした患者教育により、痛みや生活の質（ＱＯＬ）が改善した、という報告は多数あります。

こうした保存療法の中で、どの治療方法が適切かは、痛みや炎症の度合い、病期などによって異なります。保存療法の中には、エビデンス（科学的根拠）が明らかでない治療法もあるので、主治医から十分に説明を受けたうえで、治療法を決めるようにしましょう。

（高平尚伸）

Q 68 変形性股関節症ではどのような薬が処方されますか？

変形性股《こ》関節症に対する薬物療法は、股関節の痛みや炎症を和らげることで、歩く・立ち上がるといったさまざまな日常動作の支障を取り除くことを目的として行われます。薬物療法によって痛みが抑えられ、日常生活の支障がなくなれば、股関節を積極的に動かせるようになります。その結果、股関節の機能を維持することも可能となってくるのです。

薬は主に鎮痛薬が用いられ、「内服薬」「坐薬《ざやく》」「外用薬」の3タイプに分けられます。内服薬とは飲み薬のことで、痛みを鎮めるために使われるのが**「アセトアミノフェン」**と**「非ステロイド性抗炎症薬（NSAIDs《エヌセイズ》）」**です。

アセトアミノフェン（商品名：カロナールなど）には鎮痛作用や解熱作用があり安全性も高いのですが、抗炎症作用はありません。しかし、変形性股関節症に対して使われることがあります。

NSAIDs（商品名：ロキソニン、セレコックス、インフリー、インテバン、ボルタレンなど）は、変形性股関節症の薬物治療で最も多く使われる薬です。炎症を抑え、痛みを鎮める働きがあります。この薬を使用することで、痛みが緩和され、日常での動作がしやすくなります。

これらの薬で効果が見られないときは、オピオイド系鎮痛薬（商品名：トラムセット、デュロテップＭＴパッチなど）を使います。強い作用のものはいわゆる麻薬で、副作用もある半面、非常に強い鎮痛作用があります。

坐薬は、痛みが非常に強く、内服薬では効果が見られないときに使用します。変形性股関節症の治療では、主にＮＳＡＩＤｓの坐薬（ボルタレン坐薬など）が使われます。外用薬には、塗り薬と湿布薬があります。塗り薬には**インテバンクリーム**や**ボルタレンゲル**など、湿布薬には**モーラステープ**、**ロキソニンテープ**などが処方されます。これらにもＮＳＡＩＤｓの成分が含まれています。

とはいえ、股関節は体の奥深い場所にあるため皮膚から薬が浸透するのは難しく、痛みを抑える効果は高いとはいえません。

湿布薬や塗り薬は、股関節の異常から引き起こされる筋肉の痛みやこりを緩和するために使用されることが多いといえます。

（高平尚伸）

Q69 薬物療法で軟骨を再生させたり股関節の変形を修復したりできますか？

変形性股《こ》関節症の薬物療法は、あくまで一時的に炎症を抑えて痛みを取り除く治療法です。痛くて夜も眠れないときや、進行期から末期の痛みが強いときなど、一時的に痛みを抑える方法だと考えてください。

薬物療法に用いられる薬剤では、**軟骨そのものを再生させたり、股関節の変形を修復したりすることはできません。**つまり、病気そのものを治したり、病気の進行を食い止めたりすることはできないということを、理解する必要があります。

変形性股関節症に対する薬物療法では、さまざまな種類の薬剤を使用しますが、副作用の問題があるため、あくまで短期的に行われる対症療法となります。痛みが取れるからと毎日常用しつづけることは厳禁です。

とはいえ、適切なタイミングで適切な薬を使用すれば、痛みをうまくコントロールすることが可能です。そのためには、自分が処方された薬のことをよく理解することが大切です。

（高平尚伸）

Q70 飲み薬で最も多く使われるNSAIDsはどのくらい効きますか？

非ステロイド性抗炎症薬（NSAIDs《エヌセイズ》）は体内の炎症を鎮める薬で、鎮痛作用があります。服用すると、「COX（シクロオキシゲナーゼ）」という体内の酵素（化学反応を助ける物質）の働きが阻害されます。COXにはいくつかの種類があり、COX‐2というタイプの働きを阻害することでプロスタグランジンという炎症性メディエーターの産生を抑制し、抗炎症作用を発揮し、優れた鎮痛作用が得られるのです。

ただし、鎮痛効果が強いNSAIDsほど副作用も多く、症状も強く現れる傾向が見られます。最も多い副作用は胃腸障害で、腹痛・吐きけ・食欲不振から胃潰瘍《かいよう》・十二指腸潰瘍といった重篤なものまであります。NSAIDsの中でもCOX‐2阻害薬（商品名：セレコックスなど）だけは、効果は炎症部位の細胞に限られるため胃腸障害の発生が少なく、世界中で使われています。また、腎《じん》機能障害・肝機能障害といった臓器障害も現れることがあります。NSAIDsは優れた鎮痛薬ですが、副作用を抑えるためには服用を必要最小限、短期間にすることが必要です。（高平尚伸）

Q 71 弱オピオイド薬は飲みつづけて大丈夫ですか？

オピオイド系鎮痛薬は、強オピオイドと弱オピオイドに分類されます。強オピオイドは医療用麻薬で、代表的なものがモルヒネです。弱オピオイドは麻薬とは全くの別物で、いわゆる危険な薬剤ではありません。

弱オピオイド薬（商品名：トラムセット、トラマール、ワントラムなど）は、NSA《エヌセ》ID《イズ》sやアセトアミノフェンを服用しても改善が見られない場合に用いられます。強オピオイド薬に比べると作用は緩やかで、薬への依存や精神症状は起こりにくくなっています。

とはいえ、弱オピオイド薬についても、オピオイド系鎮痛薬に特徴的な副作用には注意する必要があります。主な副作用は吐きけ・嘔吐《おうと》・便秘・めまい・傾眠で、投与後すぐに症状が見られることが多いのですが、事前に制吐薬や下剤を服用することで副作用を減らすことができます。また、医療用麻薬に該当せず依存性が少ないとはいえ、全くないわけではないので、**長期使用はさける**ようにします。突然投与を中止すると、不安やふるえ、不眠などの離脱症状が見られることもあります。（高平尚伸）

Q72 強オピオイド系鎮痛薬を処方されました。副作用は心配ないですか？

強オピオイドは、いわゆる医療用麻薬です。痛みがどうしても我慢できないときや手術が難しい場合などに使われることがあります。代表的なものが、がんによる激痛の緩和に使われるモルヒネです。

強オピオイド系鎮痛薬の中には、「中等度から高度の慢性疼痛《とうつう》における鎮痛」に保険適用のある薬があります。変形性股《こ》関節症の治療に使われる強オピオイド薬として、成分を皮膚から吸収させる貼り薬（商品名：デュロテップMTパッチ、フェントステープ）があります。

強オピオイド薬には強力な鎮痛作用がありますが、吐きけ・嘔吐《おうと》・便秘・めまい・傾眠といった副作用の発生率が高く、呼吸抑制や意識障害が起こることもあります。医療用麻薬は痛みのある状態で使用し、厳格に使用すれば中毒になりにくいものですが、それでも長期使用時に耐性ができたり、精神的・身体的依存が生じたりすることもあります。使用に当たっては、医師とよく話し合うことが大切です。（高平尚伸）

Q73 湿布薬はどこに貼るのがいいですか？

湿布薬は、患部に貼《は》ることによって、その成分が経皮吸収（皮膚から吸収すること）され、直接作用します。変形性股《こ》関節症の場合、そけい部など股関節の痛みのあるところに貼ることで炎症を鎮める効果が期待できます。ただし、股関節は可動域の広い関節なので、はがれやすいことから、塗り薬が処方される場合も少なくありません。

湿布薬といえば、「冷湿布・温湿布」を思い浮かべる人も多いと思いますが、これは昔の分類です。現在流通し、処方されている湿布の多くは、インドメタシンなど非ステロイド性抗炎症薬（ＮＳＡＩＤｓ《エヌセイズ》）を含んだ痛み止めの湿布です。体のどこかに痛みを感じて湿布を使うのであれば、こうした痛み止め湿布を使うべきでしょう。

湿布には、白い湿布（パップ剤）と肌色の湿布（テープ剤）があります。パップ剤は水分含有量が多いので、水分が気化することによる冷却効果があります。テープ剤は粘着力がよく、はがれにくいのが特徴で、現在の主流です。両方とも、効果に差はありません。湿布薬は長時間貼りつづけると皮膚がかぶれることがあります。貼りっぱなしにはしないようにする注意が必要です。

（高平尚伸）

Q 74 薬が効かなくなってきましたが量を増やすべきですか？

変形性股《こ》関節症の薬物療法では、一定期間服用すると、しだいに薬を飲んでも効果が得られなくなるケースが少なくありません。推奨される用法・用量より少ない場合、痛みが強く日常生活に支障が出るようなら、医師と相談のうえ薬を増量してもらうのも一つの方法です。飲み薬の服用量を増やせば、その分痛みは和らぎやすくなります。

しかし、**安易に服用量を増やすと副作用の心配が出てきます。**変形性股関節症の治療で最も多く使われる非ステロイド性抗炎症薬（ＮＳＡＩＤｓ《エヌセイズ》）の場合、１日当たりの用量は上限が決まっており、例えばロキソニンの１日当たりの用量は最大１８０《ミリグラム》となっています。これは、飲みすぎによる副作用（胃腸障害・腎《じん》障害など）が起こるのを防ぐためです。

薬が効かなくなってきた場合、医師と相談のうえ、処方を見直してみるのも一つの方法です。処方を変えても強い痛みが続く場合、症状がかなり進行している可能性があり、手術が検討される場合もあります。

（高平尚伸）

Q75 薬で痛みが消えたので日常動作に気を遣わなくてもいいですか？

薬で痛みがなくなったからといって、その間に生活上の注意をしないで無理な動きをする人がいます。こうした場合、病気の進行を早めてしまうことがあるため、注意が必要です。

変形性股《こ》関節症の薬物療法は、あくまで一時的に強い痛みや炎症を鎮め、運動療法などを行えるようにするものです。変形性股関節症は、薬物療法で根本的に治療できるものではありません。薬で症状が治まったのをいいことに、ここぞとばかりに歩き回ったり重い物を持ったりすると、股関節の変形がさらに進むことも大いにあり得るのです。

薬で痛みが消えても、日常動作を注意することは忘れずに続けてください。それとともに、運動療法で変形性股関節症の進行を抑えるように心がけましょう。そうすることによって、薬の量を減らしたり薬を止めたりすることも可能です。ただし、無理をせず自分のペースで進めてください。

（高平尚伸）

Q76 股関節へのステロイド注射はどのくらい効果がありますか？

炎症を鎮める効果の高い「ステロイド薬」を関節内に直接注射することがあります。損傷した関節唇《しん》が関節の間に挟《こ》まることなどで、滑膜《かつまく》に強い炎症が起きたりした場合に、一時的に痛みを和らげ、股関節を動かしやすくすることを目的として行われます。ステロイド薬は、炎症を起こして痛みを増幅する炎症性メディエーターであるプロスタグランジンという生理活性物質の働きを強力に阻害するため、非常に強い抗炎症・鎮痛効果があります。その分、重篤な副作用も出やすいため、医師の指導監督のもと、用法・用量を守って使用する必要があります。

変形性股関節症における股関節内へのステロイド注射は、短期的な痛みの緩和や機能改善には有効であるとの報告があり、長期的な有効性や病気の進行予防効果に対してはエビデンス（科学的根拠）がありません。関節内に注射針を刺すため感染症の危険がゼロではないこと、長期投与ではステロイドが軟骨を変性させてしまう可能性が指摘されていることもあり、慎重に行う必要があるでしょう。

（高平尚伸）

Q77 ひざ痛治療のように股関節にヒアルロン酸注射を行うことはありますか？

ヒアルロン酸は、グリコサミノグリカン（ムコ多糖）という高分子の成分で、主に関節液にぬめりや弾性を与えることでクッションの役割を担うことに役立っています。ヒアルロン酸注射は関節液の中にヒアルロン酸を直接注射する治療法で、ひざや肩の痛み治療に対して比較的多く行われています。

ヒアルロン酸の安全性については大きな問題がなく、変形性股《こ》関節症への効果も期待されていますが、現在のところわが国では変形性股関節症に対する保険適用がないため、医療費を全額自費でまかなう必要があります。ステロイド関節内注射（Q76を参照）と同様に、短期的な痛みの緩和や股関節の機能改善に有効との報告がありますが、長期的な効果や病気の予防効果については不明です。

そもそも、ヒアルロン酸注射には関節の変形を修復する効果はなく、根本的な治療にはなりません。股関節へのヒアルロン酸注射を希望する人は、主治医とよく相談するようにしてください。

（高平尚伸）

第6章

運動療法についての疑問16

Q78 股関節痛の治療は医師まかせで大丈夫ですか？

変形性股関節症の治療では、発症から長年にわたって医師に経過を見てもらうことになります。そこで重要になるのは、すべてを医師まかせにしないということです。患者さん自身が「自分の病気は自分で治す」という、主体的な意識を持つことが肝心です。整形外科で診察を受けるたびに、次のことを意識するようにしてください。

①自分の今の病状を正しく理解する
②どのような治療方針なのか確認する
③自分でできることは何かを聞く

特に、③はとても重要になります。変形性股関節症の治療において、自分でできることは「生活習慣の改善」と「運動療法」です。生活習慣の改善によって日常生活の中での痛みの原因を減らすとともに、運動療法で股関節周辺の筋肉をバランスよく整えて、病気の進行を遅らせたり痛みを軽減させたりすることが、治療には欠かせません。医師が相手だと、なかなか聞きたいことを聞けない患者さんも多いようですが、しっかり治すため自分から積極的に働きかけましょう。

（杉山　肇）

Q79 股関節痛の運動療法は何を目的に行いますか？

運動療法は、基本的に股関節《こ》をリラックスさせ、正しく関節を動かすことを目的として行います。運動をすることで股関節の可動域を広げるとともに、関節内にある関節液が軟骨に十分に行き渡って骨に栄養が供給されるため、軟骨が健康に保たれるという効果があります。また、運動療法を行うことで、**股関節の安定性を高め、病気の進行を遅らせたり、痛みを軽減したりすることが期待できます。**

股関節の周囲には、多くの筋肉や腱《けん》があり、関節を動かし、支え、さらに関節を保護する役割を担っています。そのための筋力が弱いと、股関節の安定性を保つことが難しくなり、痛みを招く原因になります。それに加え、痛みがあると関節を動かしにくくなるため、さらに筋力が低下するという悪循環に陥る危険もあります。

そうしたことを防ぐため、筋肉を正しく動かすトレーニングを行って、股関節を支える筋肉を強化することが大切です。ただし、運動はただ力を入れればいいというものではありません。力を抜きながらじっくり時間をかけて筋力をつけていくようにしましょう。

（杉山　肇）

Q80 運動療法が不向きな人はいますか？

変形性股《こ》関節症の治療で重要なのが、ストレッチや筋力トレーニングなどの運動療法です。運動療法を行うと、股関節痛が和らいだり、病気の進行を抑えたりすることに役立ちます。実際に、運動療法を行うことで痛みが和らぎ、股関節の機能も改善したという報告は数多くあります。

ただし、運動療法を始める前に、**自分の股関節痛が運動療法に適しているかを**確認する必要があります。

例えば、転倒などのケガが原因で股関節痛になった人は、大腿骨頸部《だいたいこつけいぶ》骨折などの骨折が疑われるため、体操は控えるべきです。発熱を伴った股関節痛の場合も、化膿《かのう》性股関節炎などの感染症の可能性があるため、体操を行ってはいけません。まずは整形外科で適切な治療を受けましょう。

また、持病によっては、運動が制限される場合もあります。高血圧や心臓病、骨粗《そ》鬆《しょう》症など、股関節以外に持病がある人は、必ず医師に相談してから行ってください。

（杉山　肇）

Q81 高齢でも運動療法は効果がありますか？

一般的に、高齢になればなるほど活動量は低下し、筋力が落ちていきます。そのため、高齢の人が運動療法を行っても効果はないのではないか、と思われがちです。

確かに、年を取れば筋肉は衰えますが、年齢に関係なく、無理なく筋肉を動かすことにより筋力はアップすることがわかっています。そのため、高齢者でも運動療法を行えば、変形性股《こ》関節症による股関節痛の改善効果は十分に期待できます。

高齢でも、自分に合った運動療法を見つけて痛みの改善に成功している人はおおぜいいます。股《こ》関節の変形は運動療法を行っても残りますが、痛みが取れることで、ＱＯＬ（生活の質）は大幅に向上します。

ただし、高齢になると体のバランスをくずしやすく、骨や筋肉が弱っている人も多く見られます。そのため、転倒や骨折には十分に注意して、運動療法を行うようにしてください、高齢の患者さんは「もう年だから」とあきらめてしまいがちですが、股関節の運動療法は決して無理な運動ではないので、希望を持って取り組んでください。

（杉山　肇）

Q82 手術後でも運動療法を行ってもいいですか？

股《こ》関節の手術の直後は安静が必要ですが、主治医から運動の制限が解除されたら、運動療法は無理のない範囲で積極的に行って大丈夫です。むしろ、運動療法をしっかりと続けることが、股関節痛の再発を防ぎ、関節の機能を維持する決め手といえるでしょう。

股関節手術のここ20年の進歩はめざましく、痛みが完全になくなる人もおおぜいいます。とはいえ、それは、股関節が完全に健康な状態に戻ったわけではありません。そのため、手術が成功して変形性股関節症がよくなっても、将来的には病状は徐々に進んでいく可能性があります。

したがって、手術で症状が改善しても、定期的に受診するとともに、運動療法や生活習慣の改善で変形性股関節症の進行を予防する必要があるのです。

どんな運動療法が効果的かは、手術方法にもよって変わります。そのため、手術後に運動療法を行うさいは、必ず主治医の判断を仰いでから行うようにしてください。

（杉山　肇）

Q83 運動療法は、痛みがあっても我慢して続けるべきですか？

ストレッチや筋力トレーニングを行うことで、股関節《こ》に痛みが出ることがあります。運動療法を行っている人の中には、「なんとか早くよくなりたい」と、痛みを我慢して体操を行う人もいます。

軽い痛みが出る程度であれば問題ありませんが、強い痛みが出る場合は決して無理をせず、運動の途中であってもそこで中止し、しばらく安静にして関節を休めるようにしてください。

また、運動をした翌日に筋肉痛が出ることがあります。そこまで至らなくても、疲れが残って取れないこともあります。そうしたときは、運動をやりすぎている可能性も考えられるため、**自分のペースで無理なく続けられる範囲の運動を心がける**ようにしましょう。痛みを我慢して運動療法を続けても効果を得ることができないばかりか、かえって悪化してしまうことがあります。運動療法は、強い痛みが出ない程度に行いましょう。

（杉山 肇）

Q84 痛みがなくなったら運動療法はやめてもいいですか？

運動療法を続けた結果、股《こ》関節の痛みが和らぎ、日常生活に支障がなくなった場合に、主治医と相談のうえ、運動療法の頻度を段階的に減らしていくことは問題ありません。

とはいえ、運動療法で痛みがなくなったといっても、股関節の変形が治ったわけではありません。あくまでも、一時的に症状が治まっているだけと考えたほうがいいでしょう。

そのため、股関節痛がなくなった状態になったとしても、今後の進行を防ぐ意味でも運動療法は続けるようにしましょう。

患者さんの中には、変形性股関節症の手術を受けた結果、痛みが改善したという人もいるでしょう。ですが、運動療法は、手術で痛みが完全になくなり生活の支障もなくなったからといって、終わりになるわけではありません。

手術の効果を長続きさせるためにも、運動療法は生涯続けるようにしてください。

（杉山　肇）

Q85 股関節の可動域を回復するためにどんな運動をするといいですか？

変形性股《こ》関節症が進行すると、股関節の可動域（動かせる範囲）が狭くなることがよくあります。

変形性股関節症では、股関節に痛みが現れることで、周囲の筋肉に過剰な緊張が加わるため、可動域が狭くなることがあります。

また、関節の変形に伴い、関節自体が硬くなり、動かしにくくなってしまうことがあります。

可動域が狭まると、日常生活のさまざまな動作が制限され、ＱＯＬ（生活の質）が低下します。

さらに、可動域が低下することにより同じところばかり使うことになり、ますます軟骨がすり減ってしまう可能性があります。可動域を広げるために、**「あおむけお尻《しり》上げ」「パカパカ運動」**（Q86を参照）や**「うつぶせひざ曲げ」**（Q87を参照）などを行うといいでしょう。

（杉山　肇）

Q86 筋トレは何をするといいですか？

股《こ》関節の周囲には多くの筋肉があり、関節を支え、股関節をスムーズに動かすという重要な役割を果たしています。ところが、変形性股関節症の患者さんは、痛みをさけるために股関節をなるべく動かさないようになるため、股関節周囲の筋力が衰えていることが多く見られます。そこで、筋力トレーニングを行って股関節周囲の筋肉を鍛えれば、股関節を支える働きが高まるとともに、股関節痛が和らいでQOL（生活の質）の改善も期待できます。

手があいたときに気軽にできる股関節周囲の筋トレとして、寝ながら行う**「あおむけお尻《しり》上げ」**やイスに座って行う**「パカパカ運動」**などがあります。

このような運動を気がついたときに行えば、股関節周囲の筋肉を、全体的に鍛えることができるでしょう。

ただし、筋力トレーニングだからといって力を入れてやると、かえって筋肉のバランスがくずれ、関節に負担をかけてしまう場合があります。そうならないために、まずは筋肉をリラックスさせて、くり返し運動を行ってください。

（杉山　肇）

あおむけお尻上げ

ひざを立てた姿勢からお尻を持ち上げる運動。股関節のまわりの筋肉や腹筋を鍛えることができる。あまり運動に慣れていない人は、手を床に置いて行ってもよい。無理をせず、１日に10回２セットが目安。

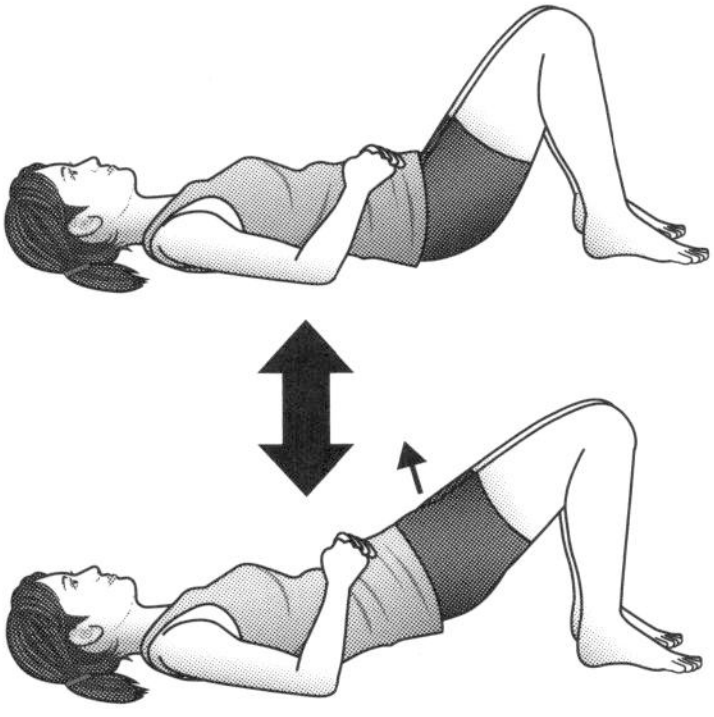

あおむけに寝て、両ひざを立てる。足は肩幅に広げ、手をおなかの上におく。

骨盤がぐらつかないようにしつつ、お尻を持ち上げる。
お尻から骨盤の順に持ち上げるイメージで。
お尻を持ち上げてから、５秒ほど静止してゆっくりともとの姿勢に戻す。

パカパカ運動

股関節に負担をかけないでできる簡単なストレッチ。腰痛の人や、高齢で足腰に不安のある人にもおすすめ。やり方は、イスに腰掛けたまま、ひざを開く・閉じるをくり返すだけ。開いて閉じる動作10回を１セットとして、１日２セットが目安。無理のない範囲で、回数を増やしてもかまわない。

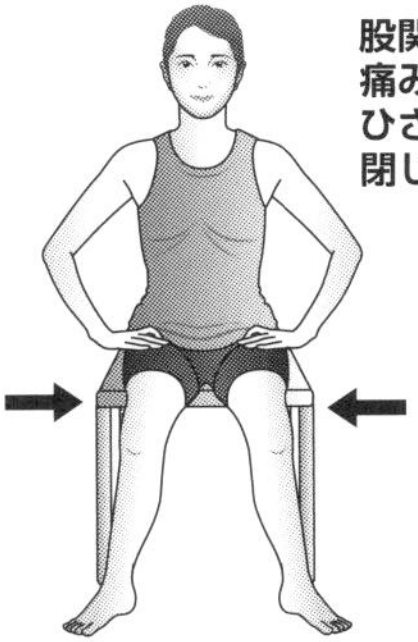

股関節や腰に痛みが出ないか確認しつつ、ひざをゆっくり開いたり閉じたりをくり返す。

大きく開く必要はない。無理のない範囲、スピードで動かすようにする。

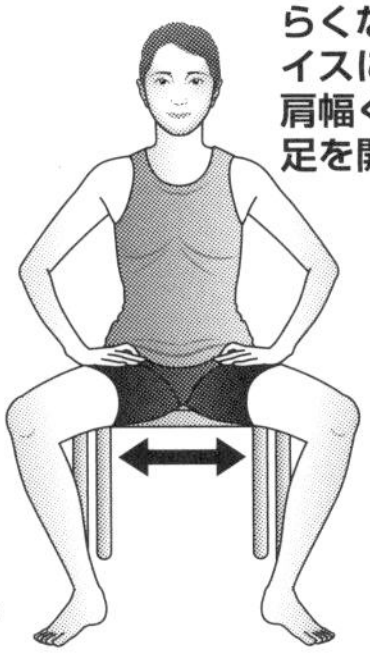

らくな姿勢でイスに腰掛け、肩幅ぐらいに足を開く。

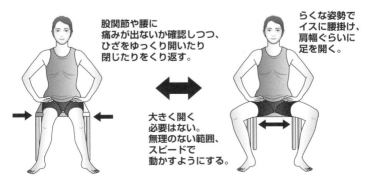

Q87 ストレッチは何をすればいいですか？

ストレッチには、硬くなった筋肉を徐々に伸ばして、股関節《こ》の可動域を広げる効果があります。変形性股関節症の患者さんの場合、痛みのために股関節を動かさなくなったり、痛みに耐えようとして無意識のうちに緊張してしまったりすることがあります。その結果、股関節周囲の筋肉が緊張したり、こわばったりすることが多くなります。そうなると、股関節を動かすさい、さらに痛みが生じやすくなります。

そこで、ストレッチを行うことで、股関節周囲の筋肉の緊張やこわばりを取り除いて、関節を動かしやすくするといいでしょう。また、ストレッチは、筋力トレーニングを行う前の準備運動としてもおすすめです。

股関節周囲の筋肉のストレッチは、**「うつぶせひざ曲げ」**を行うといいでしょう。股関節に負荷をかけずに、周囲の筋肉を伸ばすことができます。また、あおむけでひざを立ててゆっくりと足を開閉する**「あおむけ開脚運動」**（Q88を参照）が股関節のストレッチとして有効です。リラックスしながら、ゆっくりと少しずつ筋肉を伸ばしていきましょう。

（杉山　肇）

うつぶせひざ曲げ

うつぶせに寝て、ひざをゆっくりと曲げ、股関節の前側の筋肉を伸ばす。ひじを立てて行ってもよいが、腰が反りすぎないように注意する。１日に左右各10回１セットが目安。

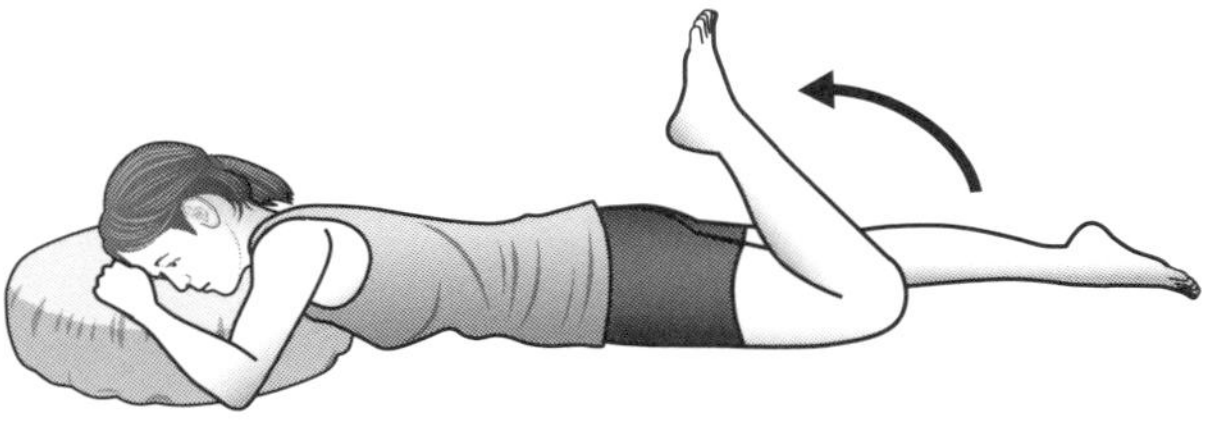

両足を交互に、ゆっくりと上げ下げする。

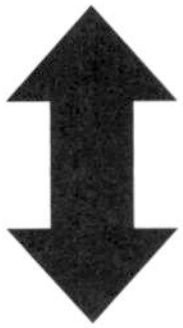

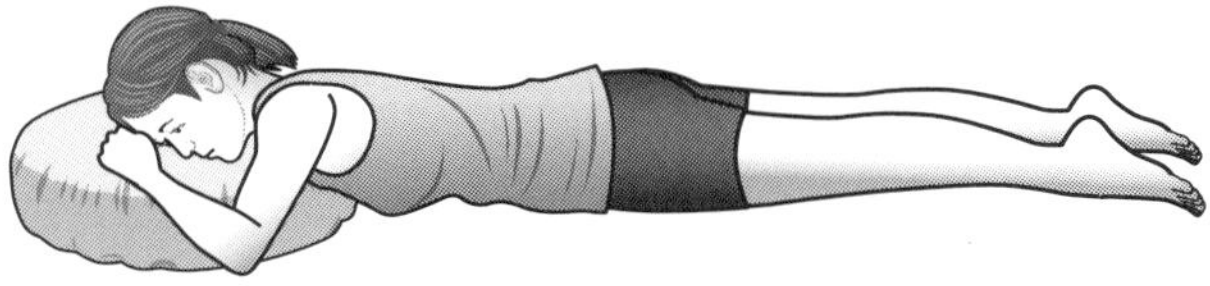

ひざの曲げ伸ばしは、上げるときも下げるときも、
それぞれ５秒間ほどかけてゆっくりと行う。
リラックスして無理のないように。

Q88 寝たままできるいい運動療法はないですか？

運動療法というと、立ち上がった状態で体を動かしたり走ったりする運動や体操を思い浮かべますが、股関節《こ》の悪い人は、座ったり寝たりする姿勢でできるトレーニングが中心になります。

特に、股関節のストレッチや筋力トレーニングの場合は、主に下半身のトレーニングになるので、寝たままできて効果的な運動も数多くあります。寝たまま横になって行う運動は、股関節に体重による負荷がかからず、無理なく筋肉を伸ばしたり鍛えたりすることができます。

寝たままできる運動法としては、Q87で紹介した「うつぶせひざ曲げ」のほかにも、効果的なものがいくつもあります。左の㌻《ジペー》で紹介しますので、ぜひ試してみてください。

ただし、寝たままできるとはいえ、無理は禁物です。また、各運動の回数は、あくまでも目安です。回数にこだわらず、気持ちよく感じる程度に行うよう心がけてください。

（杉山　肇）

あおむけ開脚運動

あおむけでゆっくりと両ひざを開き、ゆっくりと閉じる。これをくり返す。あまり無理をせず、１日に10回２セットが目安。

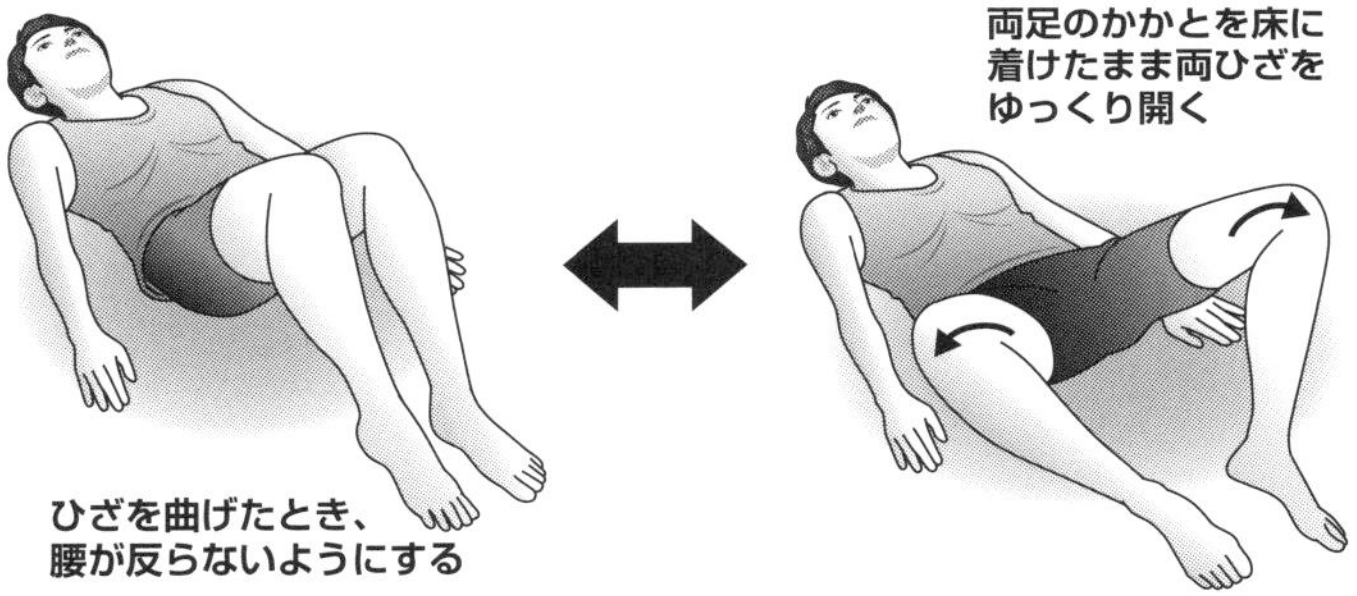

両足のかかとを床に
着けたまま両ひざを
ゆっくり開く
ひざを曲げたとき、
腰が反らないようにする

ひざを立てて骨盤ねじり運動

あおむけになり、腰をねじり、立てたひざを左右に動かす。ゆっくりと倒すことで足のつけ根をリラックスさせ、腰まわりや、外旋、内旋の可動域を広げる。最初はひざだけをゆっくりと動かす。慣れてきたら、腰のあたりから下半身全体をゆっくりと動かすようにする。１日に10回２セットが目安。

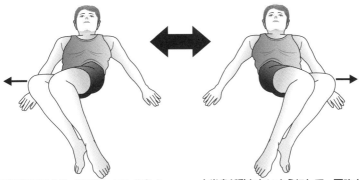

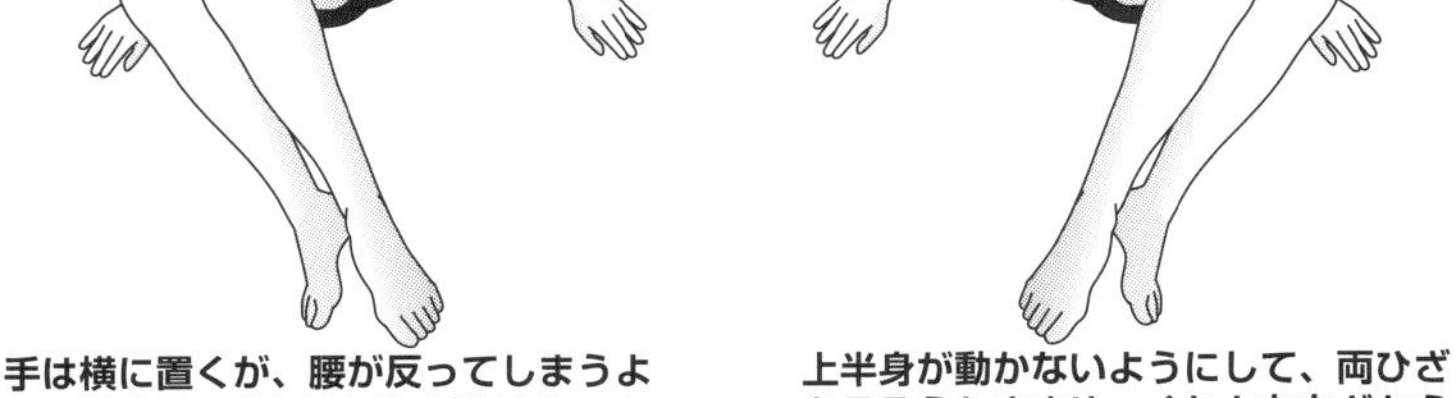

手は横に置くが、腰が反ってしまうような場合は、お尻の下に手を入れてもよい。

上半身が動かないようにして、両ひざをそろえたままゆっくりと左右どちらかに倒す。ゆっくりと戻し、今度は逆の方に倒す。これを交互にくり返す。

Q89 イスに座ったままできる運動療法はないですか？

イスに座ったままできる運動としておすすめしたいのが、Q86で紹介した「パカパカ運動」と、ここで紹介する「お尻《しり》振り運動」と「骨盤起《こ》こし運動」です。

お尻振りは、イスに座ったままお尻を小刻みにゆする運動です。骨盤や股関節が細かく動くことで、腰や背中の筋肉をリラックスさせることができます。体に余分な力を入れずに、リズミカルに行いましょう。この運動で、股関節をリラックスさせつづけて、パカパカ運動で股関節のインナーマッスルを鍛えましょう。

骨盤起こし運動は、骨盤と脊椎《せきつい》（背骨）を股関節のまわりで屈伸させて、股関節の動きを改善する運動です。関節の状態が悪いと、骨盤のバランスがくずれ、姿勢も悪くなりがちです。姿勢が悪くなれば股関節への負担が大きくなり、変形性股関節症がさらに悪化してしまうことになりかねません。

骨盤起こしで股関節の動きを改善すれば、正しく股関節が動くようになり、体重のかかり方が適切となるため、股関節への負荷も軽くなります。

（杉山　肇）

お尻振り運動

腰をリラックスさせ、イスに腰かけたままお尻を左右にリズミカルに動かす。両手は太ももに置き、肩をなるべく動かさないように注意して。30秒間2セットを目安に。負担を感じなければ、数セット行ってもよい。

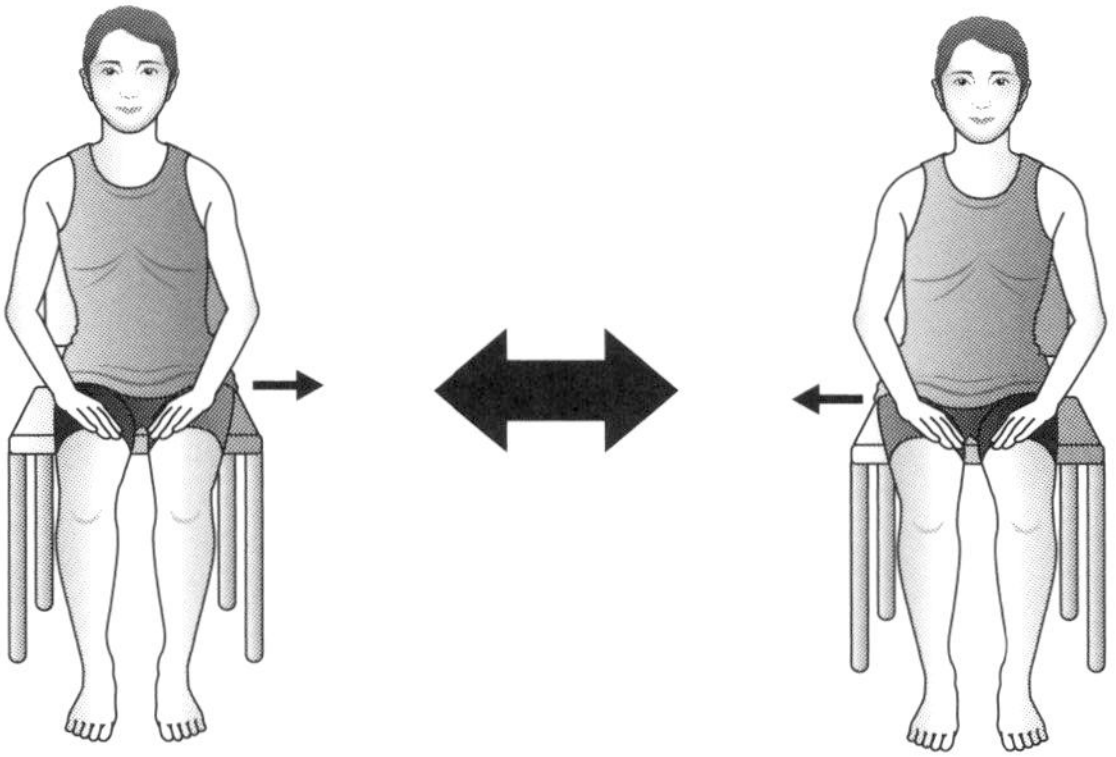

骨盤起こし運動

イスに腰かけ、骨盤を前後に傾けるイメージで股関節を動かす。骨盤を前後に傾けることで、股関節と脊椎を屈伸させ、骨盤のゆがみを改善させる。

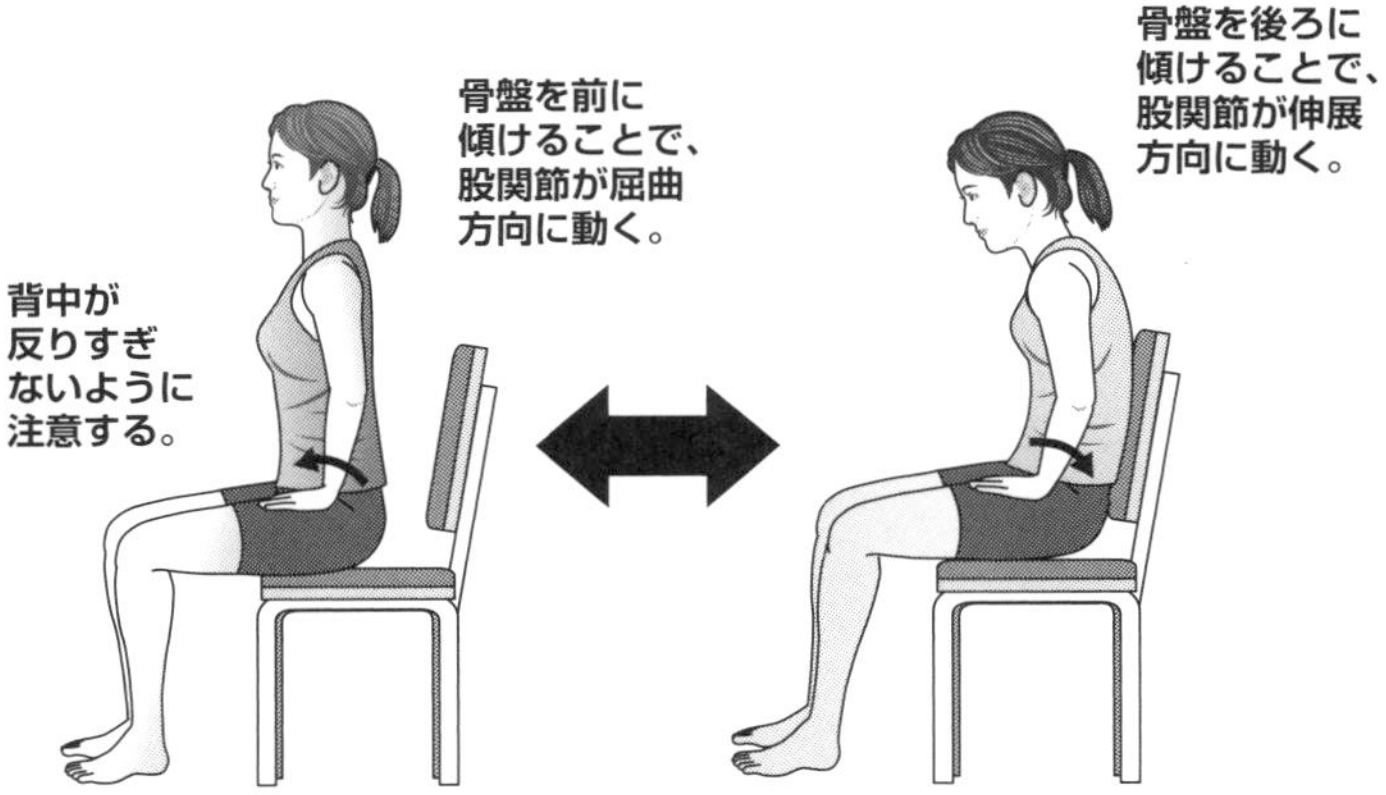
骨盤を前に傾けることで、股関節が屈曲方向に動く。
背中が反りすぎないように注意する。
骨盤を後ろに傾けることで、股関節が伸展方向に動く。

Q90 入浴中におすすめの運動療法はなんですか？

変形性股関節症《こ》の治療法として「温熱療法」がありますが、家庭での入浴でも、温熱療法に近い効果が期待できます。

入浴には、全身の血流を促して筋肉の硬直をほぐす効果があります。そのため、痛む部位を温めて血流を促す入浴は、変形性股関節症による痛みの緩和に有効と考えられます。

入浴はできるだけシャワーですまさず、湯船にお湯をためてお湯に浸かり、股関節を十分に温めるようにしてください。

お湯に浸かると体が柔らかくなるので、ストレッチを行うと効果がアップすると考えられます。

とはいえ、湯船の中は狭いうえにとてもすべりやすいので、入浴中の運動はおすすめできません。入浴後、体が温まっている状態で、すでにいくつかご紹介したような、軽いストレッチを行うようにするとよいでしょう。


（杉山　肇）

Q 91 股関節が痛みますが、ウォーキングをしたほうがいいですか？

ウォーキングには、筋肉の維持や心肺機能の改善といった効果があります。また、肥満は股《こ》関節への負荷を大きくするので、体重を減らすための運動としてもおすすめできます。

ただし、変形性股関節症の患者さんの場合、股関節に負担がかかり、悪化を招くことがあります。かといって、股関節が痛いからと家に引きこもってばかりでは、筋力が衰えてしまい、さらに歩きにくくなってしまいます。

そこで、ウォーキングを行うさいは、股関節に負担のかからない歩き方を心がけましょう。**歩くときは15分に一度ほどは休憩を取り、**股関節を十分に休めたら再び歩きだすようにします。また、速足でセカセカ歩くと股関節への衝撃も強くなるため、ゆっくりと歩きましょう。長く歩いても疲れない、自分に合った歩き方でウォーキングを行うことが大事です。もちろん、痛みがひどくなったら無理をせず、イスに座って行う体操などで股関節を動かすようにしましょう。

（杉山　肇）

Q 92 水中歩行をすすめられました。効果はありますか？

水中には浮力があり、股《こ》関節にかかる負荷が軽くなります。転倒の危険も少なく、水の抵抗によって高い運動効果も得られることから、水中で行う運動療法を治療に取り入れている医療機関も増えています。

変形性股関節症では、飛び跳ねる運動や、バランスをくずしやすい運動はさける必要があります。その点、水中なら、陸上ではやりにくい運動も比較的らくに行うことができます。ただ、らくに運動ができるため、ついやりすぎてしまう人もいるようです。陸上での運動と同様に、無理のない範囲で行うことが大事です。

水中での運動療法で、最も手軽にできるのは水中歩行でしょう。ゆっくりでいいので、**できるだけ大きく踏み出して歩くようにしましょう。**爪先で床を蹴《け》って、足を前方に振り出して歩きます。上半身を大きくひねると、大またで踏み出しやすくなります。水中歩行は、週に1回でかまいません。ぜひプールに出かけて、実践してみましょう。単純で飽きてしまうようであれば、もちろん泳いでも結構ですし、アクアビクスなども無理のない範囲で試してみてください。

（杉山　肇）

Q 93 貧乏ゆすりが股関節痛の解消に役立つというのは本当ですか?

貧乏ゆすりというと、悪いクセの典型と思われがちですが、医学的には変形性股《こ》関節症の改善に役立つことがあります。

変形性股関節症に対する貧乏ゆすり療法は日本の医学界において「ジグリング」と呼ばれ、久留米大学名誉教授の故・井上明生《いのうえあきお》先生が２００４年に提唱したものです。私は、井上先生とともに患者さんにジグリングを指導してきましたが、レントゲンで関節のすきまが広がり軟骨が再生したと思われる症例を多数経験しました。

ジグリングは、貧乏ゆすりの名前のとおり、**「イスに座って爪先を床につけたまま、かかとを上下に小刻みに動かす」**だけの運動です。この運動で効果があった変形性股関節症の患者さんの経過は、まず、股関節の痛みが軽減し、さらに続けていくと、６ヵ月から数年してエックス線画像上の変化（関節のすきまの拡大）が現れてきました。関節のすきまが拡大したということは、この場所に軟骨（完全な正常軟骨ではありませんが）が再生したことを意味します。軟骨が再生するしくみははっきり解明されて

ジグリング運動(貧乏ゆすり様運動)

爪先を床につけたまま、かかとだけを上下に小刻みに動かす。いわゆる貧乏ゆすりと同じ運動。20秒ほど片足ずつ行い、片方の足は床につけたまま動かさない。
１日に何度行ってもかまわない。無理のない程度にくり返し行う。

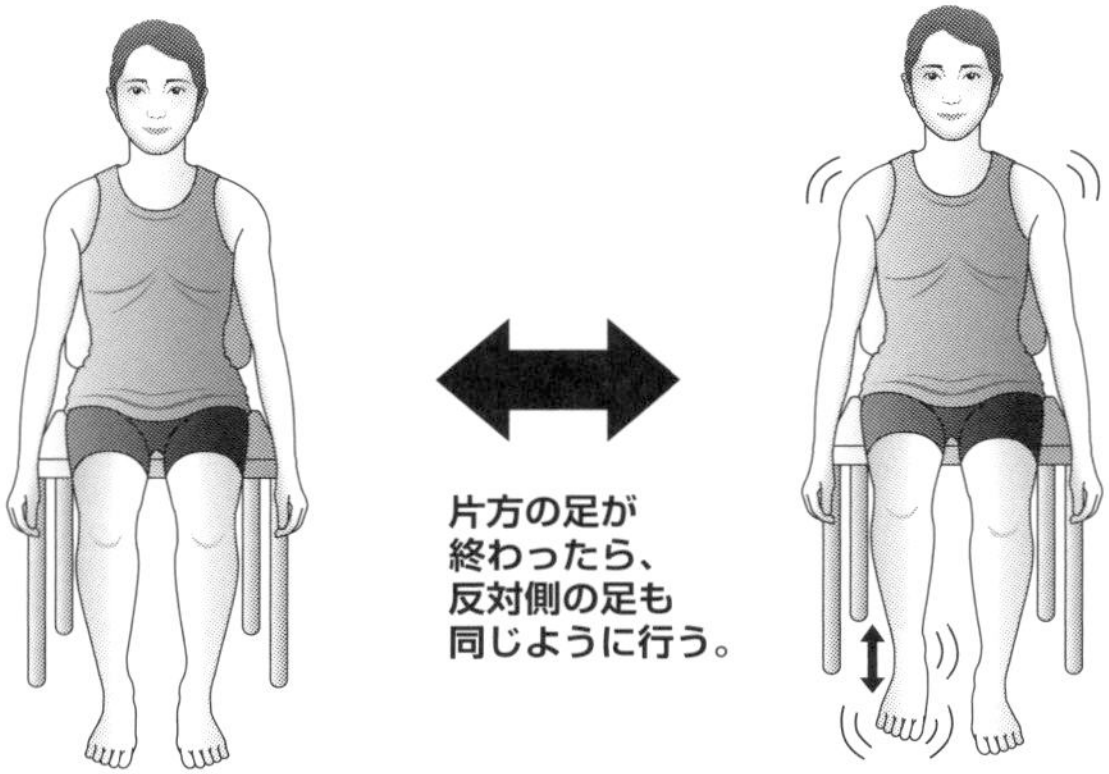
片方の足が
終わったら、
反対側の足も
同じように行う。

いませんが、小刻みに持続的に動かすことにより関節液の循環がよくなり、軟骨に栄養が供給されやすくなるためと考えています。

ただし、ジグリングは変形性股関節症の患者さんすべてに効果があるわけではありません。臼蓋《きゅうがい》形成不全の程度が強い人の場合、あまり効果は期待できません。また、安静時でも痛みのある人には効果が少ないようです。

ジグリングは、まだエビデンス（医学的根拠）が少ないため、変形性股関節症の治療の補助として行うのが適当だと考えます。とはいえ、副作用もなく、いつでもどこでも簡単にできるので、試す価値は大いにあるでしょう。（広松聖夫）

第7章

装具療法や温熱療法についての疑問8

Q94 温熱療法は効果がありますか？

医療現場で行われる温熱療法には、「ホットパック」「マイクロ波療法」「赤外線療法」などがあります。ホットパックは40～80度C程度（医療機関によって設定温度は異なる）に温めたパックをタオルで包んで患部に当てる方法、マイクロ波療法は電磁波で体の深部に熱を伝える治療法、赤外線療法は患部に赤外線を照射する治療法です。

温熱療法には、温めることで股《こ》関節周辺の血流をよくして、痛む部位の発痛物質を洗い流す効果があります。また、温めることで、関節や筋肉のこわばりがほぐれるので、体を動かしやすくなります。

温熱療法は、家庭でも手軽に行うことができるのも利点です。家庭では、**39～40度C程度のぬるめのお風呂にゆっくり入る**ことで、効果を得ることができます。温熱療法のあとに運動療法を行うと、関節可動域の維持につながり、より効果的です。

とはいえ、温熱療法は変形性股関節症の短期的な改善には有効ですが、長期的な病気の進行予防については明らかではありません。あくまでも補助的治療として行うのがよいでしょう。

（杉山　肇）

Q 95 超音波療法は効果がありますか?

超音波とは、人間の耳には聞こえない高い振動数を持つ音波のことです。「超音波療法」は、その超音波を皮膚の上から当てて患部に熱やエネルギーを送り、刺激する物理療法です。超音波療法では、痛みのある部分の皮膚に先端が丸い棒状の器具（プローブ）を当てて超音波を発生させます。そのさい、超音波が患部に到達するのを助けるため、皮膚にジェルを塗ります。

超音波療法は痛みを緩和する効果があるとされます。臨床で広く用いられ、変形性膝《ひざ》関節症に対しては、痛みの緩和・機能改善や安全性に関して多くの報告があります。

一方、変形性股《こ》関節症については、超音波療法に筋力トレーニング・ストレッチ・ホットパックなどを併用した結果、治療後に痛みや機能、ＱＯＬ（生活の質）の改善が見られたという報告があります。とはいえ、超音波療法を単独で行った場合の報告はなく、「変形性股関節症診療ガイドライン２０１６」でも、短期的な痛みの緩和や機能の改善に有効だが長期的な病期進行予防にかんしては不明であると記されています。そのため、運動療法などと併せて行うといいでしょう。

（杉山　肇）

Q96 股関節の装具には、どのようなものがありますか？

装具とは、体のさまざまな機能の回復や機能低下防止などを目的として、体の外部に装着する器具のことです。「装具療法」とは、治療の手段として装具を用いる方法のことをいいます。変形性股《こ》関節症における装具療法では、不安定になってしまった股関節を安定させるため、腰や太ももに装具を取りつけます。太ももの動く範囲を制御することで股関節の負担が軽くなり、痛みを和らげる効果があります。

足底板(インソール)

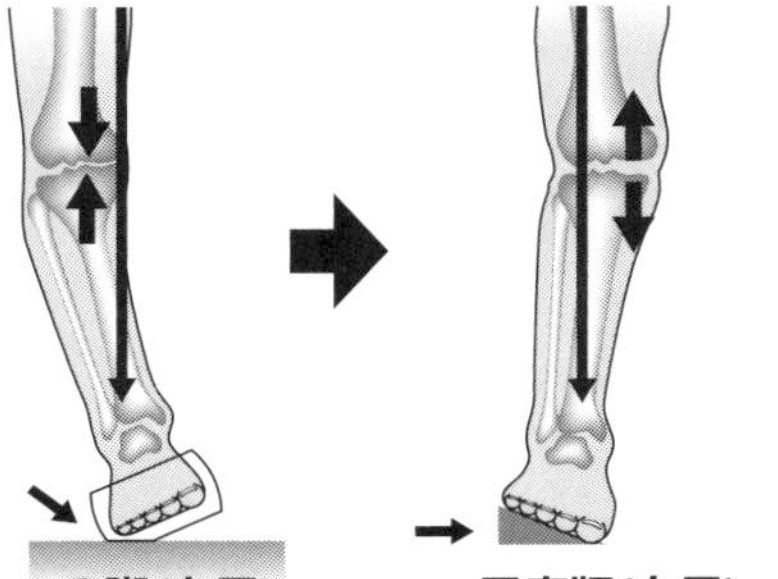

O脚(右足)　足底版(右足)

股関節の装具には「足底板《そくていばん》」もあります。足底板とはインソール（靴の中敷き）のことで、股関節の変形が進んで左右の足に長さの違いが生じている場合、歩行姿勢を安定させるために使用します。どの装具が適しているかは、主治医に相談してみましょう。整形外科医の指示により装具を購入する場合には、健康保険が適用されます。

（杉山　肇）

Q97 股関節装具は、いつまで着けていればいいですか？

股関節装具は、大転子《だいてんし》（大腿骨《だいたいこつ》の上外方にある突起）を圧迫し、骨盤帯と大腿部を金属フレームで連結して股関節の不安定性を減少させる効果があります。股関節装具を着ければ、不安定な股関節を安定させることにより股関節への負荷を減らす効果が期待できます。

とはいえ、股関節装具は、股関節の変形を正す効果があるわけではありません。そのため、手術時期を先に延ばしたい場合や、合併症があって手術ができない患者さんに対し、痛みと股関節機能の改善を目的とする場合などに用いられます。

股関節装具による歩行時の痛み改善効果について、「変形性股関節症診療ガイドライン２０１６」では、疼痛《とうつう》の緩和効果は不明と記されています。ただ、股関節装具を10年以上装着して温熱療法・リハビリ・薬物療法を併用した場合に、症状の緩和や病期の進行予防が認められた症例も報告されています。そのため、いつまで着けていればいいか、いつ外せばいいかという点については、一概にいえません。主治医に相談のうえ、装着期間を決めるようにしましょう。

（杉山　肇）

Q98 整体やカイロプラクティックは効果がありますか？

整体は関節や筋肉のゆがみなどを手技で調整する方法ですが、行うに当たって特に必要な資格はありません。カイロプラクティックは、手技で骨格や関節のゆがみを整える治療で、日本ではカイロプラクティックの公的な資格はなく、国に認められた学校もありません。

つまり、誰もが整体師やカイロプラクターを名乗ることが可能であり、法に基づいた資格である柔道整復師やあん摩マッサージ指圧師、はり師、きゅう師と異なり、法的な根拠のない医業類似行為ということになります。ただし、カイロプラクティックは一部の国で法的資格が認められ、最近は海外に留学してカイロプラクティックの法的資格を取得している日本人も増えているようです。

いずれにしても、そのレベルはさまざまで、骨折・脱臼《だっきゅう》・神経麻痺《まひ》などの健康被害を生じた報告もあります。そうした施術を希望する人は、よく調べて確かな技術のあるところを選んでください。

基本的には、整形外科で治療を続けることをおすすめします。

（杉山　肇）

Q 99 鍼灸治療は効果がありますか？

鍼灸治療《しんきゅう》とは、鍼《はり》やお灸《きゅう》によって経絡《けいらく》（気の通り道）を刺激し、体のバランスを整える治療法です。鍼治療は専用の鍼をツボや患部に刺して治療を行うもので、灸治療はもぐさを使用して熱による刺激を患部やツボに与えます。症状に応じて使用する鍼の太さを選んだり、もぐさの量や熱の加え方を調整したりするなど、鍼灸師の技術や経験によって、その効果にも大きな違いがあるようです。

こうした東洋医学の伝統治療は、中国では正式な医療行為として認められており、日本でも鍼治療を行うには「はり師」という国家資格が必要です。

鍼灸治療は、ＷＨＯ（世界保健機関）でも、痛みやしびれの軽減、血流の促進、発痛物質の除去、自律神経（意志とは無関係に血管や内臓の働きを支配する神経）を調整する効果などのあることが認められています。

とはいえ、痛みの根本的な原因を取り除くものではないので、それだけで股関節痛《こ》が治ることはありません。薬物療法や運動療法などの適切な治療を行いながら、股関節痛を和らげる補助的な療法として受けるようにしましょう。

（杉山　肇）

Q100 インソール（足底板）は効果がありますか？

変形性股《こ》関節症の人の場合、股関節の変形が進んだ結果、左右の足の長さに差が生じていることが多く見られます。このように、左右の足の長さが違うことを「脚長差」といいます。

脚長差が生じると、歩行姿勢が不安定になるため、股関節にさらなる負荷がかかるばかりか、痛む股関節側のひざ関節の位置がずれ、ひざ関節の異常を招きやすくなります。

そこで、脚長差が生じている変形性股関節症の患者さんには、インソール（足底板）を使用して脚長差を補整する治療が行われることがあります。足底板は装具の一種で、**足の長さをそろえることで歩行姿勢が安定し、股関節や足への負荷を軽くする**効果が期待できます。

足底板は、両下肢《かし》の長さの違いを正確に測定し、それに合わせて作製します。整形外科を受診すれば、担当医が正確に左右の足の長さを測定し、適した厚さの足底板が処方されます。その場合は健康保険が適用されます。

（杉山　肇）

Q101 リハビリで痛みが引いたら次に必要なことはなんですか？

リハビリを行って股《こ》関節を支える筋肉のバランスが整うと、関節への負担が減るため痛みが和らぎます。とはいえ、変形性股関節症は進行性の病気なので、徐々に変形が進み、股関節周囲に炎症が起こって、痛みが再発してしまいます。再発を防ぐためには、股関節に負担のかからない生活を心がけることが何より大切です。

①重い荷物を持たない　重い荷物を持つと、股関節にその荷物の重さの分だけ、余分な負担がかかります。できる限り、重い荷物を持つような行動はさけるようにしてください。旅行などに行く場合も、できるだけ荷物を少なくし、カートを使うなどして負担を軽減してください。

②立ちっぱなしはさける　長い時間立ちつづけることは、さけるようにしてください。

③階段はできるだけさける　駅などでは、できるかぎりエスカレーターやエレベーターを使い、階段の昇降はさけるようにしてください。また、階段を使う場合は、手すりを使い、股関節への負担を軽減させるようにしてください。自宅に階段がある

場合は、手すりを設置するとよいでしょう。

④激しいスポーツはさける　痛みが引いても、股関節が完全に元に戻ったというわけではありません。激しいスポーツはさけるようにしてください。

⑤生活は洋式に　生活様式は、和式よりは洋式にしましょう。床に座るのはさけ、イスやベッドの生活を心がけてください。和式トイレはしゃがみ込むため股関節への負担が大きくなります。できれば、洋式のトイレにしたいものです。

⑥浴室には手すりを　浴槽に入るときの姿勢は、股関節への負担となります。また、浴室は滑りやすい場所ですが、転倒は股関節症には大敵です。浴室に手すりを設置すると、負担軽減、転倒防止になるので、可能であれば設置したいものです。

⑦杖《つえ》やシルバーカーを使用する　杖やシルバーカー（歩行車）を使い、自分の歩幅でゆっくりと歩きましょう。

⑧体重コントロールを　体重増加で肥満になると股関節に負担がかかります。そのため、食べすぎをさけ、運動不足にならないように気を配り、適正体重を保つようにしましょう。

⑨リハビリ、体操やストレッチを　リハビリで指導を受けた体操やストレッチは、引き続き自宅でも続けることが大切です。

（杉山　肇）

第8章

手術についての疑問28

Q102 どのタイミングで手術を検討すべきですか？

変形性股《こ》関節症に対する治療としては、まず股関節への負担を減らし、痛みを緩和しながら日常生活を問題なく送るための手助けをする「保存療法」が行われます。具体的には、生活習慣の改善や運動療法、鎮痛薬の処方などを行って、痛みを和らげたり、病気の進行を遅らせたりします。

こうした保存療法によっても症状が軽減されない場合や、病状がかなり進行している場合などには、治療として「手術」が検討されます。変形性股関節症の場合、放置すると病状はさらに進んでほかの関節にも影響するため、ある程度の段階で手術を検討する必要があるでしょう。

ただし、実際に手術を行うかどうかは、痛みの程度や生活の不便さ、仕事の内容、年齢など、さまざまな面を考慮して決められます。

中でも、痛みのために「日常の動作が不自由になる」「外出するのがつらい」「夜、痛みで寝つけない」など、日常生活にどれだけ支障をきたしているかということが、手術を検討する最も重要な要素になります。

（杉山　肇）

Q 103 手術を受けるさい、事前に確認しておくべきことはありますか？

手術を受ける前に医師に確認するべきポイントとして、次の項目があげられます。

①自分の病状（股《こ》関節の状態）
②手術を受けた場合と受けなかった場合の経過の違い
③術式の目的と具体的な内容
④その術式による病院や医師の実績
⑤手術をしても治りきらない症状の有無
⑥手術によるリスク（合併症など）とその頻度
⑦入院期間の目安
⑧手術後の禁止事項

医師から手術をすすめられたら、こうした項目をあらかじめ紙に書いてまとめておき、診察時に確かめておきましょう。また、聞いたことをメモして、説明の中でわからない医学用語が出てきたら、理解できるまで確認することも大切です。（杉山　肇）

Q104 股関節の手術には、どのような種類がありますか？

変形性股《こ》関節症の手術方法には、大きく分けて、自分の関節を温存する「関節温存手術」と、関節を人工のものに換える「人工股関節置換術」があります。

関節温存手術には、関節鏡を用いる「股関節鏡手術」、骨を切り取ってずらすなどして股関節の形を整える「骨切り術」、筋肉の一部を切り離して股関節にかかる荷重方向を変える「筋解離術」の３つがあります。

股関節鏡手術は、患者さんの負担が極めて小さく回復が早いことが特徴ですが、半面、効果に限りがあり、対応できる施設が現状では少ないことが難点です。骨切り術は自分の股関節を温存でき、回復後はどのような動作も制限なくできるようになります。欠点は、骨がつながるのに時間を要することで、入院期間も比較的長くなります。筋解離術も同様ですが、近年ではほとんど行われていません。

人工股関節置換術で人工関節を入れると、痛みはほぼ完全になくなります。ただし、一部の動作に制限が発生するほか、人工関節の耐用年数を過ぎると入れ替えを行う必要があり、若い人では慎重に手術を決める必要があります。

（杉山　肇）

Q 105 骨切り術とはどのような手術ですか？

骨切り術には、「骨盤側を切り取る手術」と「大腿骨《だいたいこつ》側を切り取る手術」がありますが、代表的なのは骨盤側の骨を切り取る「寛骨臼回転骨切り術《かんこつきゅう》」です。骨盤の臼蓋《きゅうがい》の部分を切り取って外側へずらし、その後、骨盤の骨などを一部移植して臼蓋の形を整えます。臼蓋が大腿骨頭全体を覆うようになるので、股関節《こ》の一部に集中していた負担が全体に分散し、関節が安定して軟骨がすり減りにくくなります。

骨盤側を切り取る手術には、股関節のすぐ上の骨盤を横に切り、末梢《まっしょう》の骨を内側にずらして臼蓋荷重面の面積を広げる「キアリ骨盤骨切り術」もあり、比較的進行期の変形性股関節症に行われます。

大腿骨側を切り取る骨切り術には、大腿骨頭を内側に傾けて骨頭と臼蓋の適合性を改善する「内反骨切り術」と、大腿骨頭を外側に傾けて荷重線（足に体重がかかるライン）を内側に移動させる「外反骨切り術」があります。ただし、内反骨切り術については、近年ではほとんど行われなくなっています。外反骨切り術は、進行期〜末期股関節症に対する手術として行われています。

（杉山　肇）

Q 106 骨切り術は、末期の股関節症でも受けられますか？

骨切り術は、病期、寛骨臼《かんこつきゅう》（臼蓋《きゅうがい》）形成不全の程度、骨頭《こつとう》の形態などにより、選択される術式が異なります。

前股《こ》関節症や初期股関節症の段階で行われる手術の代表が「寛骨臼回転骨切り術」で、長期においても安定した術後成績が数多く報告されています。痛みを取り除くことができ、一生自分の関節で過ごすことも可能になります。

一方、進行期～末期股関節症であっても、適切な骨切り術の方法を選択すれば、症状を緩和し、関節を長く使える効果が期待できます。進行期～末期の場合、「外反骨切り術」に、「キアリ骨盤骨切り術」や「臼蓋形成術（腸骨の一部を寛骨臼の縁に移植する術式）」を併用し、大腿骨頭と寛骨臼の両方を整えます。

このように、末期の股関節症でも骨切り術は良好な術後成績が期待できます。とはいえ、前股関節症や初期股関節症に比べると術後成績は低い傾向があり、長期的には人工股関節に移行する例が増えると考えられます。つまり、人工股関節へ置き換えるまでの時間稼ぎという意義が大きいといえます。

（杉山　肇）

Q 107 骨切り術は、左右の股関節を同時に受けられますか？

変形性股《こ》関節症の患者さんの場合、左右両方とも症状が現れている人が多く見られます。ですが、骨切り術の場合、一度に両方の股関節に対して手術を行うことは荷重する足がなくなるため難しいです。

多くの人は、左右どちらかの股関節のほうに症状が強く現れるので、まず悪いほうの股関節に対して骨切り術を行い、手術した側の足で十分に荷重ができるようになれば、もう片方の股関節に対して骨切り術を行うことは可能です。

また、片側の股関節に骨切り術を行うと、手術したほうの足が軸足になって反対側の股関節の負担が減ります。その結果、反対側の手術をしなくてすむような場合もあります。

人工股関節置換術の場合は、両足同時に手術を行うこともあります。トータルの手術時間は大幅に短くなりますが、その反面、体の負担は大きくなり、合併症の危険も高くなります。

（杉山　肇）

Q 108 骨切り術は、高齢でも受けられますか？

骨切り術は、自分の股関節《こ》を温存でき、回復後はどのような動作も制限なくできるようになります。半面、骨がつながるのに時間を要するため、手術後の入院期間も長くなります。

そのため、骨切り術は、**骨が比較的つながりやすく、骨の強度も十分な60歳以下の患者さんに向いているといえるでしょう**。

もっとも、60歳以上の高齢の人が骨切り術を選択するケースは少なくなく、症状の緩和や病期進行の予防に効果が認められています。ですが、青年期（15～25歳）や壮年期（26～44歳）の患者さんに比べると、手術後に病状が進行しやすい傾向のあることが、多くの報告で明らかになっています。

特に、高齢の人で、変形性股関節症が進行期や末期の場合、骨切り術を受けて10年を超えると人工股関節への移行が増える傾向にあります。そこで、こうした場合には、人工股関節置換術の適応も視野に入れながら、慎重に術式を選ぶ必要があると考えられます。

（杉山　肇）

Q109 骨切り術の手術時間はどのくらいかかりますか？

骨切り術は、複数の術式があるため、手術時間は適用した術式や患部の状態によって異なってきます。ここでは、骨切り術の中でも代表的な「寛骨臼回転骨切り術《かんこつきゅう》」を例に説明します。

寛骨臼回転骨切り術では、臼蓋《きゅうがい》を切り取って、外側へずらします。その後、骨盤の骨などを一部移植して臼蓋の形を整えます。臼蓋が大腿骨頭《だいたいこっとう》全体を覆うようになるので、股関節の一部に集中していた負担が全体に分散し、関節軟骨がすり減りにくくなります。

手術は、全身麻酔で行われ、**手術時間は2時間前後**です。手術時間については、前に述べたように患部の状態や、患者さんの体格によっても前後するので、あくまで目安と考えてください。

骨盤の手術は、それなりに大がかりなものになります。そのため、手術が順調に行われ成功するためには、手術前の体重管理が重要だといえるでしょう。（杉山　肇）

Q110 骨切り術を受けたら、どのくらい入院しますか？

入院期間は、術式や患者さんの体力や患部の状態などにより変わってきます。一つの目安として、骨切り術の中でも代表的な術式「寛骨臼回転骨切り術《かんこつきゅう》」を例に説明しましょう。

寛骨臼回転骨切り術の場合、自分の骨を切断したうえでつなげるため、骨どうしがつながるのに時間がかかり、股《こ》関節周囲の筋力の改善に時間がかかります。そのため、**手術後1〜2ヵ月の入院が必要となります。**入院期間については、主治医によく確認してください。

入院中は、術後2週間程度、安静を保ちます。術後2週ごろから両松葉杖《づえ》を使って歩行訓練を始め、5〜6週後に1本杖歩行に移り、問題がなければ退院となります。

ただし、退院してもリハビリが終わったわけではありません。骨が完全につながって筋力が回復するまで、ある程度の活動制限や自宅でのリハビリが不可欠です。

なお、まれにですが切り取った骨がつきにくいことがあります。その場合には杖を使う期間が長くなりますが、再手術が必要なことはほとんどありません。（杉山　肇）

Q111 関節鏡手術とは、どのような手術法ですか？

関節鏡手術とは、関節鏡を利用して、股《こ》関節の損傷部分や痛みの原因となるところを取り除く手術です。関節鏡とは関節専門の内視鏡（体の中を観察するための医療器具）で、直径約5ミリの金属製のカメラを関節内に挿入して、関節内部の状態を観察したり、治療を行ったりする器具です。手術後は、股関節を刺激していた関節軟骨の破片や炎症を起こしていた滑膜《かつまく》などが取り除かれるため、股関節内の炎症が治まります。

骨切り術などの手術では、皮膚や筋肉を大きく切開したり、関節の骨を削ったりするため、患者さんの体には大きな負担が生じます。その点、関節鏡手術は股関節周辺に小さな穴をあけるだけなので回復も早く、多くの場合は翌日から松葉杖《づえ》を使って歩けるようになります。

（杉山　肇）

関節鏡手術（膝関節の手術のイメージ図）

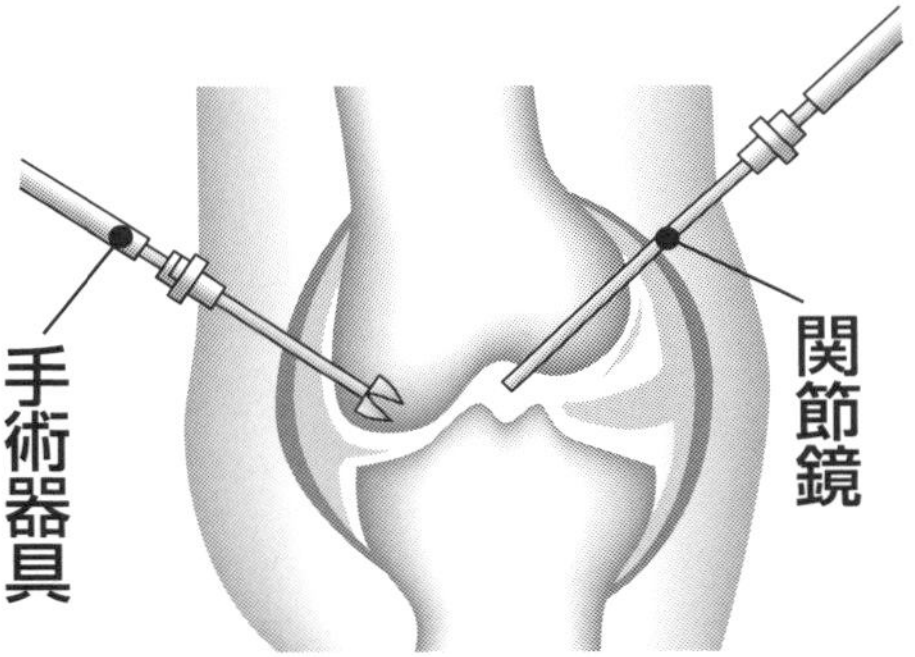

Q 112

重症の変形性股関節症でも関節鏡手術は受けられますか？

関節鏡手術は、以前は関節唇《しん》断裂など初期の股関節症の患者さんに用いられてきましたが、最近は技術の向上により、進行期～末期股関節症に適用される例が増えています。変形性股関節症が初期で関節唇断裂の場合には、関節唇部分切除術や縫合術が主に行われます。関節唇とは、寛骨臼《かんこつきゅう》を縁どるようについている軟骨で、これが損傷すると、股関節周囲の滑膜という組織に炎症が起こります。そうした関節唇の損傷部分や滑膜の炎症部分を切除する手術方法です。

進行期～末期の場合は、関節内の炎症性の滑膜を切除したり、断裂した関節唇の切除を行ったりする関節デブリドマンを行います。さらに、股関節の動きが低下した症例では、「関節授動術」（股関節の可動域を改善する手術法）が行われます。

ただし、関節鏡手術の効果は限定的で、進行を完全に止めることはできません。そのため、進行期～末期の患者さんの場合、骨切り術や人工股関節置換術などの侵襲の大きな手術ができないか望まない患者さんが対象になります。

（杉山　肇）

Q 113 関節鏡手術にかかる時間はどのくらいですか？

関節鏡手術の手術時間は、患部の状態などにより異なりますが、およそ2～3時間程度です。

関節鏡手術は「全身麻酔」あるいは「腰椎《ようつい》麻酔」で行われます。まず、股《こ》関節の周辺の皮膚を2～3ヵ所、1チセン程度切開して小さな穴をあけます。そして、そこに直径5ミリほどの関節鏡と手術器具（電動シェーバーや電気メスなど）を挿入して、股関節の手術が行われます。患部は関節鏡によってモニター画面に鮮明に映し出され、医師は関節内をモニターで観察しながら手術器具を操作して手術を行います。関節鏡手術による傷口は、5ミリ程度の傷が2～3ヵ所だけなので術後の痛みも少なく、回復も早くなります。

関節鏡手術は、股関節の周辺を大きく切開する必要がないため、股関節周囲の筋肉や靱帯《じんたい》（骨と骨をつなぐ丈夫な組織）へのダメージも少ないのが大きな利点です。そのため、患者さんの体の負担が小さく、高齢の人でも安心して手術を受けることができますが、その効果は限定的です。

（杉山　肇）

Q114 関節鏡手術の入院期間はどのくらいですか？

関節鏡手術では股関節周辺を大きく切開《こ》する必要がなく、傷口は5ミリ程度の傷が2〜3ヵ所だけなので、術後の痛みが少なく回復も早いのが特徴です。手術後は、早い人で翌日から車イスや松葉杖《づえ》を使った移動が可能です。

とはいえ、股関節症のほかの手術と同様、術後のリハビリが欠かせません。手術後に痛みが消えても安心せず、入院を継続してしっかりとリハビリを行うことが手術の成績に影響します。**患部の状態や患者さんの社会的なニーズにもよりますが、2〜4週間の入院期間が多いです。**

なお、関節鏡手術では、股関節内に水を充満させて手術を行うので、術後に股関節の周囲に「腫《は》れ」や「しびれ」が現れることがあります。ただし、これらの症状は退院までにほとんどなくなります。

退院後は、自宅でリハビリを継続します。デスクワークなら約1ヵ月後に問題なくできるようになることがほとんどです。筋力が回復し股関節の可動域（動かせる範囲）も戻れば、2ヵ月後に以前のような日常生活に戻ることができます。

（杉山　肇）

Q115 人工股関節置換術とは、どのような手術ですか？

人工股《こ》関節置換術は、すでに骨が変形して関節軟骨もすり減った股関節を取り除き、金属やセラミックなどで作られた人工関節に置き換える手術です。主に、股関節症の病状が進行期～末期の段階にあり、激しい痛みのある場合に行われます。

人工股関節は、寛骨臼《かんこつきゅう》の代わりになる「カップ」、関節軟骨の役割を果たす「ライナー」、大腿骨頭《だいたいこつとう》の代わりになる「人工骨頭」、人工骨頭を固定する「ステム」などで構成されています。

人工股関節置換術

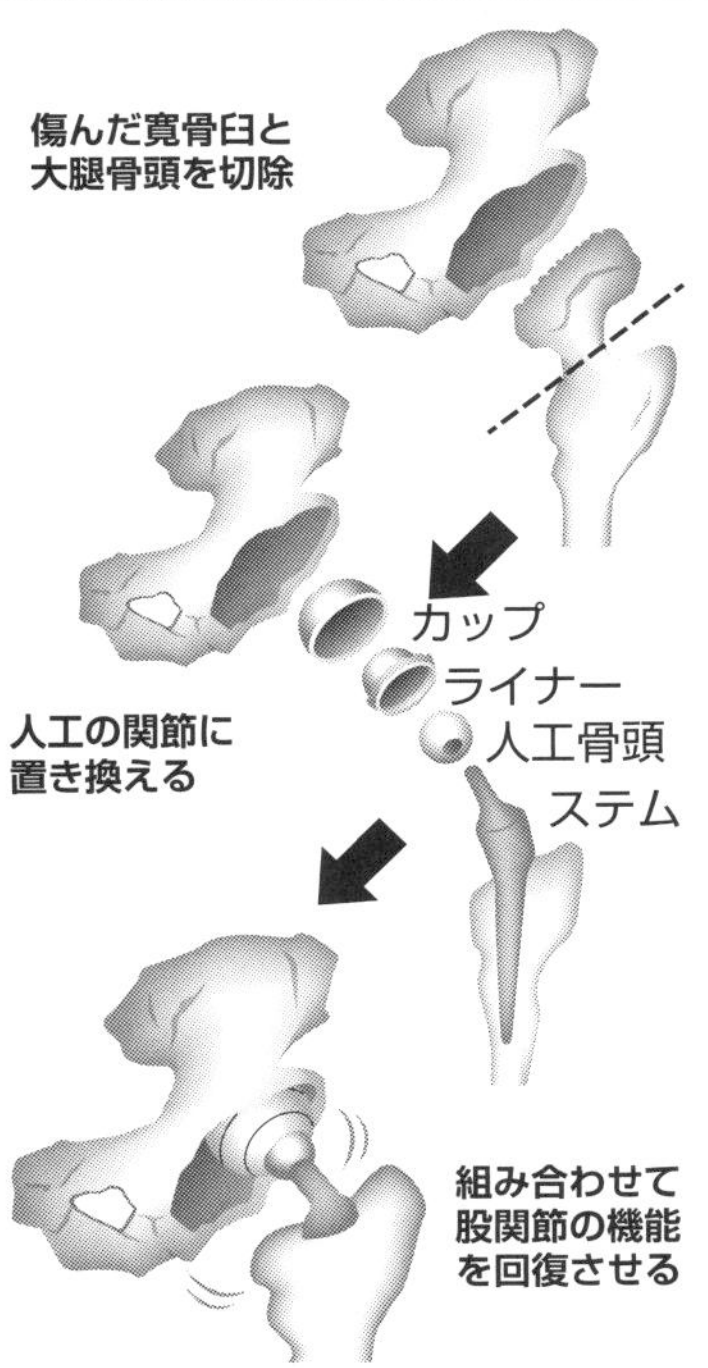
傷んだ寛骨臼と
大腿骨頭を切除
カップ
ライナー
人工骨頭
ステム
人工の関節に
置き換える
組み合わせて
股関節の機能
を回復させる

人工股関節置換術では痛みの原因になっている部分をすべて人工の物に置き換えるため、手術後には股関節の痛みはほとんどなくなり、不自由なく歩けるようになります。（神野哲也）

Q 116 人工股関節を入れると生活の質はどのように向上しますか？

人工股《こ》関節置換術のここ20年の進歩はめざましく、現在では、ほぼすべての患者さんが順調な経過をたどり、術後に痛みのない生活に戻られています。骨切り術よりも短期間の入院、リハビリですむため、早期の社会復帰が可能で、動作の制限も原則としてありません。実際に、人工股関節置換術を受けた患者さんに対するいくつかの調査では、「歩行機能」「スポーツ活動」「心肺機能」「満足度」などのＱＯＬ（生活の質）が向上することが報告されています。

ただし、人工股関節置換術のリスクとして、手術後に人工股関節が外れる「脱臼《だっきゅう》」が起こることがあります。人工股関節の進歩により、以前に比べ脱臼は起こりにくくなりましたが、術後３ヵ月間は股関節のまわりの筋力が回復していないため、脱臼が起こりやすい傾向があるようです。そのため、横座りやペタンコ座りなど、足のつけ根を内側にひねるような動作はさけたほうがよいでしょう。脱臼をしやすい人は筋力が弱い場合が多いので、筋力トレーニングが大切になります。

（神野哲也）

Q117 人工股関節置換術の手術時間はどのくらいですか？

人工股関節置換術の手術時間は、患者さんの状態や患部の状態にもよりますが、おおむね1～2時間程度です。

手術は全身麻酔か腰椎麻酔で行われます。まず皮膚を切開し、股関節に到達したら大腿《だいたい》骨の骨頭《こっとう》を切除します。次に、変形している骨盤内を削り、カップとライナーを設置します。その後、大腿骨の骨の中を削り、ステムと人工骨頭を設置します。この4つの部品の設置が完了したら、足の長さを確認し、人工股関節が簡単に脱臼《だっきゅう》しないように、動きを念入りに確認してから、切開した皮膚を縫合します。手術後は、レントゲン撮影を行い、人工股関節が適切な位置に設置されているかどうかを確認します。

設置した人工股関節に不具合が生じた場合、新しい物に入れ換える再置換術を行う場合があります。ライナーなどの部品を交換するだけなら手術時間は短くすみますが、すでに設置されている人工股関節を取り除いて新たに人工関節を設置する場合、手術時間も長くなり、患者さんへの負担は大きくなります。

（神野哲也）

Q 118
人工股関節置換術ではどの程度の期間入院しますか？

人工股《こ》関節置換術では、手術後早期から、筋力訓練、関節可動域訓練、ストレッチ体操、歩行訓練などのリハビリを行います。**リハビリを含めた入院期間は、一般的に2〜3週間と設定する医療機関が多いようです。**ただし、患者さんの体力、術後の状態、年齢などによって、入院期間は長くなったり短くなったりすることがあります。リハビリ病院に転院してリハビリを継続する場合もあります。

退院の時期は、術後の回復が十分であると医師が判断したタイミングになります。具体的には、病院でのリハビリメニューを消化し、安定した歩行や階段の上り下りが可能になり、トイレ・入浴などを自分ひとりでできるようになることが退院の条件となります。

退院後も、自宅で、ストレッチ体操や筋力訓練などを続けていくことが、早期回復につながります。

（神野哲也）

Q 119 人工股関節置換術で術後の回復が早い術式があるそうですね？

現在、人工股《こ》関節置換術において「MIS（最小侵襲手術）」を採用する医療機関が増えています。この方法は、従来の人工股関節置換術の難点を克服する手術法として開発されたものです。

人工股関節置換術では、関節を取り換えるために、皮膚を20センチほど切開する大規模な手術を行います。手術時間も入院期間も長くなり、患者さんにとっては大きな負担となっていました。

MISは、このマイナス面を改め、皮膚の切開幅が小さく、筋肉の切り離しも最小限ですむ手術法です。そのため、術後の回復も早く、入院期間も4～12日間ですみます。リハビリも早く始めることができ、その分、社会復帰も早まります。傷口が小さいため目立ちにくいという、美容上の利点も見逃せないでしょう。

ただし、再置換術においては、MISを行うことはできません。従来の方法で、できる限り筋肉や骨に負担をかけない手術を心がけることになります。（石部基実）

Q 120 人工股関節置換術のナビゲーションシステムとは？

ナビゲーションシステムとは、車で使用されているカーナビのように、股《こ》関節の形状や位置関係を画面上で案内してくれるシステムです。

まず、手術前にＣＴ（コンピュータ断層撮影）検査を行います。ＣＴ検査の結果をもとに、使用する人工股関節の最適なサイズと位置を、コンピュータが自動的に計算します。ちなみに、手術後に下肢《かし》が何㍉伸びるかもわかります。

その計算結果をもとに医師が確認・修正したデータを、手術室に設置されている赤外線カメラつきコンピュータに読み込ませます。赤外線カメラ（カーナビにおけるアンテナに当たる）によって骨を削る位置と深さや、挿入中の人工股関節の位置を追跡します。

医師はコンピュータの画面を見て、自分が股関節のどの部位を処置しているかを確認しながら手術を行います。

ＭＩＳ（最小侵襲手術）を行う場合、切開幅が小さいため医師の目から入ってくる

手術用ナビゲーションシステム

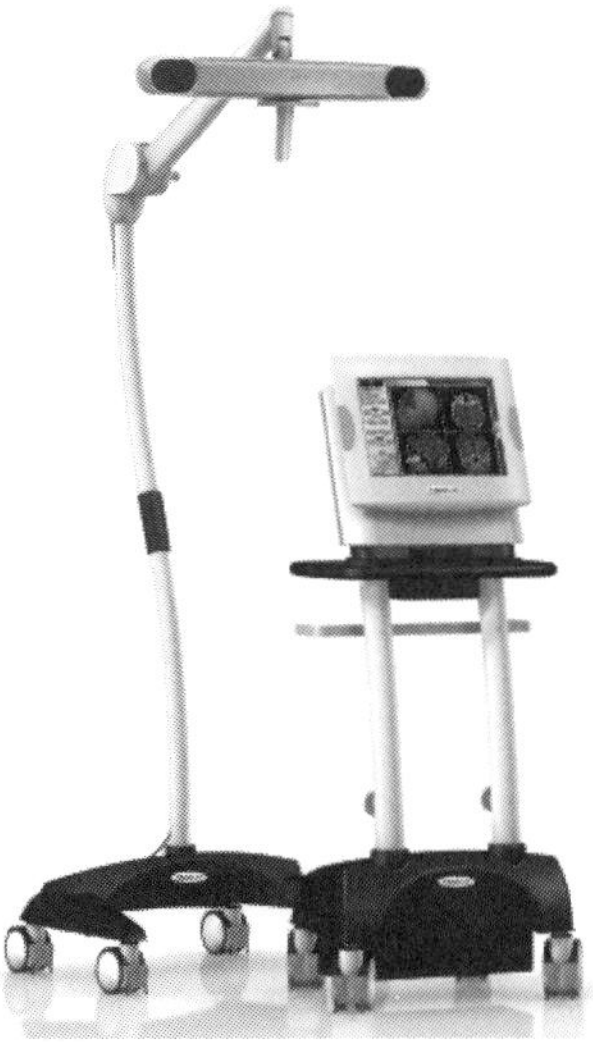

情報量が少なくなり、正確に人工股関節が設置できないことが不安材料になります。また、股関節の変形が強いと、通常の人工股関節置換術でも位置の把握がかなり難しくなります。

このような場合にナビゲーションシステムを活用すれば、より正確に人工股関節を入れることができるのです。

ナビゲーションシステムを使用したＭＩＳでは、術後の脱臼《だつきゅう》などのリスクが低く、体への負担も今までになく少ないという結果を得ています。ナビゲーション手術には保険が適用されます。

（石部基実）

Q121 人工股関節の入れ換え手術は可能ですか？

人工股《こ》関節置換術の場合、人工股関節の耐用年数が問題になります。一般に、人工股関節の耐用年数は20年ほどなので、基本的には60歳以上の人に適した手術です。最近の人工股関節は材質や性能が向上し、長期にわたり使用できるようになっていますが、それでもゆるみや破損、脱臼《だっきゅう》が起こることがあります。そうした場合に、人工股関節の入れ換え（人工股関節再置換術）を行うことがあります。

再置換術では、一度入れた人工股関節を取り出して、新しい人工股関節をもう一度装着します。初回の手術で入れた人工股関節を取り外すという工程が加わり、いったん骨にくっついたものを丁寧にはがす必要があるため、時間がかかります。ライナーや人工骨頭《こっとう》など、取り外しのできる部品を交換するだけの場合もあります。

再置換術では、多くの場合で人工股関節を固定するための骨量が少なくなっており、自身の他部位の骨を股関節に移植したり、ほかの人の骨を移植したりすることが必要になることもあります。また、一般的に、再置換術後に脱臼を起こすリスクは初回の手術後よりも高まるといわれています。

（神野哲也）

Q 122 金属アレルギーがあるのですが人工股関節の手術はできますか？

近年、環境の変化やアクセサリーなど装飾品の普及により、金属にアレルギー反応を示す人が見られます。金属アレルギーの人は、金属と接触すると遅れて皮膚にかゆみが生じたり腫《は》れたりします。これは、関節内でも同じ現象が起こります。人工股関節の素材は、主にチタン合金やセラミックなど、アレルギーを起こしにくいものが使われています。そのため、アクセサリーなどに金属アレルギー反応を起こす人でも、人工股関節ではは反応を起こさない人がほとんどです。とはいえ、人工股関節置換術後に金属アレルギーが起こると、１～２ヵ月後以降に皮膚に発疹が生じ、場合によっては人工股関節の入れ換え（Q121を参照）を行わなければならなくなります。

金属アレルギーのある人は、そのことを手術前に、医師に必ず伝えてください。患者さんによって、アレルギー反応が起こる材質が異なるため、事前にアレルギー反応が出る材質がわかっている場合は、それらをさけて材質を選ぶなどの対策を取ることがあります。

（神野哲也）

Q 123

人工股関節を入れると身体障害者手帳をもらえますか？

人工股《こ》関節置換術を行った場合、以前は一律に「身体障害者４級」に認定され、身体障害者手帳が交付されていました。ですが、平成26年４月１日に認定基準が変更になり、現在は、術後の経過が安定した時点での関節可動域などに応じて認定を行うことになりました。

『改正後　身体障害認定基準　総括的解説』　肢《し》体《たい》の機能障害の程度の判定は義肢、装具等の補装具を装着しない状態で行うものであること。なお、人工骨頭又は人工関節については、人工骨頭又は人工関節の置換術後の経過が安定した時点の機能障害の程度により判定する（平成26年1月21日厚生労働省通知より抜粋）。

認定基準変更の背景には、医療技術の進歩により、人工股関節を入れても大きな支障がなく日常生活を送れる人が多くなったことがあります。そのため、人工股関節を入れても、身体障害者と認定されないこともあります。詳細は、各自治体の福祉局や福祉事務所に問い合わせ、資格のある医師と相談してください。

（神野哲也）

Q 124
手術をすすめられましたが、セカンドオピニオンを活用すべきですか？

セカンドオピニオンとは、患者さんが納得のいく治療法を選択することができるように、治療の進行状況、次の段階の治療選択などについて、現在診療を受けている担当医とは別に、違う医療機関の医師に「第２の意見」を求めることです。最近は、「セカンドオピニオン外来」を設置する医療機関も増えており、医師が第三者の立場から患者さんの質問に答え、参考となる情報やさまざまな治療方法を紹介しています。

変形性股《こ》関節症の患者さんが手術をすすめられるケースでは、担当医は患者さんの状態を見極めたうえで、最善の選択肢を提示しているはずです。とはいえ、医師や病院によって、提供できる医療内容に限界がある場合もあります。また、患者さんそれぞれによって、自分の受けたい治療はさまざまです。そこで、最善だと思える治療を患者さんと主治医との間で判断するために、セカンドオピニオンが有効な場合があります。例えば、再置換術など難度の高い手術を受ける前に、その手術の症例数が多い病院で意見を聞くのも一つの方法です。

（神野哲也）

Q125 手術に熟練した医師を探す方法はありますか？

変形性股《こ》関節症に限らず、手術を受けようと考える人は誰でも、熟練した専門医に執刀してもらいたいと考えるでしょう。股関節症の手術に熟練した医師を探すさい、判断材料となる客観的なデータとして「手術実施件数」があげられます。件数が多ければいいというわけではありませんが、やはり数をこなすことにより、技術は向上していきます。

変形性股関節症の手術を検討するさいは、病院のホームページで手術件数を確認することをおすすめします。変形性股関節症の手術の場合、地域にもよりますが、**年間１００件程度実施していれば**、医師や看護師などのスタッフもある程度手術に慣れていて、技術力があると考えられます。さらに、技術的に難しい再置換術も実施していれば、それなりの経験があると評価できます。

病医院のホームページでは、担当医の略歴も確認しましょう。変形性股関節症の治療を積極的に研究している医師の多くは、**日本整形外科学会専門医**であることに加え、**日本股関節学会や日本人工関節学会**で活動しています。

（神野哲也）

Q 126 手術費用の目安を教えてください。医療費助成制度はありますか？

手術を受けた場合の入院費用は、手術の種類によって異なり、患部の状態や術後の経過によって異なります。また、希望して個室等に入院した場合には、差額ベッド代が加算されます。

そのため、手術費用を一概にいうことはできませんが、あくまで健康保険で3割負担の場合の自己負担額の目安ということで示してみましょう。

変形性股《こ》関節症の場合、手術・入院・検査などを含めた費用は、「骨切り術」で約30万〜40万円程度。「股関節鏡手術」で40万〜50万円程度。「人工股関節置換術」で60万〜80万円程度とされています。人工股関節置換術で左右両足を同時に手術する場合は、およそ2倍近くの費用がかかります。

なお、これらの手術は「高額療養費制度」の対象なので、申請により所得に応じた一定額の還付が受けられます。そのため、実際の自己負担額はさらに低くなります。くわしいことは病医院に確認してください。

（神野哲也）

Q127

再手術の恐れはどのくらいありますか？

変形性股関節症《こ》で最初の手術が成功しても、年数が経過するうちに再手術になるケースがあります。

骨切り術の場合、進行期〜末期の股関節症の患者さんは関節の変形が進み、人工股関節に入れ換えなければならなくなるケースが多くなります。特に高齢の患者さんの場合、術後10年を超えると人工股関節への移行が増える傾向が強くなります。

人工股関節置換術の場合、人工股関節の寿命が過ぎるとゆるみや破損が起こり、入れ換え手術（再置換術）が必要になります。人工股関節の耐用年数は一般に20年程度といわれますが、人工股関節の性能や患者さんのライフスタイル、体格などによって変わってくるので一概にはいえません。さらに、人工股関節が脱臼《だっきゅう》した場合も再置換術が必要となることがあります。人工股関節の脱臼の頻度は、初回の手術後で1〜5％、再置換術後で5〜15％という報告があります。脱臼のほか、人工股関節の感染や、人工股関節周囲の骨折も再手術の原因となります。再手術を防ぐためには、やはり、ふだんの生活で股関節に過度の負担をかけないことが重要になります。

（神野哲也）

Q128 持病があるのですが手術できますか?

変形性股関節症の手術は下肢《かし》の手術とはいえ、手術の侵襲や全身麻酔はどうしても体への負担になります。

そのため、変形性股関節症の手術は、すべての人が受けられるわけではありません。循環器、呼吸器をはじめ、重い持病のある人では、変形性股関節症の手術を受けられないことがあります。

変形性股関節症の手術は、一般に全身麻酔で行います。現在の全身麻酔は非常に安全性が高いのですが、心臓病や糖尿病などのある人では、麻酔や手術による影響で持病の悪化や、重篤な合併症を起こすことがあります。

また、人工股関節置換術の場合、黄色ブドウ球菌などによる感染症を引き起こすことがあり、糖尿病の人は感染のリスクが高くなります。

こうした合併症を防ぐため、手術前には、患者さんの内科的検査を行います。内科や麻酔科、循環器科の医師や、**患者さんのかかりつけ医と相談のうえ手術の可否を決定します。**

（神野哲也）

Q129 手術後、どんな運動を行うといいのですか？

変形性股《こ》関節症によって股関節周囲の筋肉はもちろん、足腰や体幹の筋肉も衰えています。しばらくは、**入院中に指導された筋力強化やストレッチなどの運動を継続してください。**その後も、ウォーキングなど自分の体力に合わせた無理のない運動を心がけましょう。買い物に行ったり散歩をしたり、外に出て動いたりすることも立派な運動です。

変形性股関節症が進行する前に骨切り術を受けた場合や、人工股関節置換術後の場合は、ゴルフやテニス、ジョギングなど、スポーツ復帰が可能な場合もあります。患者さんの年齢や股関節の状態にもよるので、主治医に相談してください。

進行した股関節症に対して骨切り術が行われた場合は、股関節症の再発や悪化を招かないよう注意が必要です。運動療法の専門家である医師や理学療法士の指導を受け、股関節に負担のかからない体の使い方や姿勢・動作を学ぶことが重要になります。また、股関節を柔らかくして可動域を広げる運動の指導も受けるようにしましょう。スイミングや水中歩行もすすめられます。

（神野哲也）

第9章

日常生活の注意点とセルフケアについての疑問23

Q 130 股関節が痛みますが安静にしていたほうがいいですか？

股《こ》関節に痛みを抱えている人は、股関節を動かすと痛みが強まるため、できるだけ安静にしていようとします。こうした安静は、特に痛みが激しくなる進行期には有効です。しばらく休めば、関節の炎症が治まって痛みが和らいできます。

とはいえ、股関節が痛む原因を作りたくないからとずっと横になっているなど**安静にしすぎるのは、かえって股関節に悪影響を及ぼします。**安静にしすぎて股関節の動きを司る筋肉が衰えてしまうと、歩行能力が低下します。そのため、さらに動きたくなくなり、関節がさらに傷みやすくなり、さらに動きたくなくなるという悪循環に陥るのです。そのため、たとえ痛みがあるときでも、安静にしすぎることは禁物。股関節への負担をできるだけかけないような筋力訓練を行うようにしましょう。

家事などの日常的な作業も、できるだけ続けるようにしましょう。イスを使って座りながらなど工夫して、痛まない範囲で可能な限り自力で取り組みつづけることが大切です。

（石部基実）

Q131 安静時でも痛む場合はどうすればいいですか？

股《こ》関節痛が進行すると、起きていても寝ていても常に痛みを感じるようになります。これを「安静時痛」といいます。ひざや腰などの関節痛の場合、横になっていればそれほど痛みを感じないことが多いのですが、進行した股関節痛では、たとえ横になっていてもズキズキと痛みます。

このように、安静にしていても痛みを感じる状態に陥ると、患者さんは常に「痛み」というストレスを感じつづけるようになります。また、活動的な生活を送れないという落ち込みやイライラといった心理的ストレスも加わった結果、うつ状態や不安神経症といった精神的不調を引き起こす人も少なくありません。

ここまで股関節痛が悪化してしまっている場合、それを止めるための治療に早急に取り組む必要があります。股関節まわりの筋肉量を改善させ、関節の可動域を広げる運動療法が重要になります。

ただ、安静時痛がある場合、股関節の変形がかなり進行している可能性も大きいため、手術などの外科的治療が必要になることもあります。

（石部基実）

Q132 股関節が痛むときは患部を温めたほうがいいですか？

股《こ》関節痛に限らず、急性の関節痛は冷やすことで痛みが治まります。急性期とは痛みが出はじめた時期のことで、股関節痛の場合、捻挫《ねんざ》や打撲《だぼく》、脱臼《だつきゅう》などの受傷直後が当てはまります。この時期は、患部に炎症が起きているため、氷のうなどを利用して、患部を冷やして炎症を鎮めます。一方、急性の関節痛ではなく変形性股関節症などによる慢性痛の場合は、痛む関節を温めるべきか、冷やすべきかは一概にはいえません。

温めた場合には、股関節周辺の血行がよくなり、こわばった筋肉の柔軟性が回復して、関節にかかる負荷が軽くなると同時に、筋肉のこりに由来する痛みも和らぎます。

しかし、慢性期の痛みで病状の悪化が進んでいる時期には、炎症を引き起こす生理活性物質が多く出ているため、股関節周辺の組織が腫《は》れていることがあります。この場合には、むしろ急性期と同じように冷やして炎症を抑えたほうが痛みが和らぐこともあります。そのため、股関節の慢性痛については、実際に冷やしたり温めたりして、自分がよりらくに感じるほうを選ぶようにしましょう。

（石部基実）

Q133 股関節痛を招きやすい生活習慣はありますか？

股《こ》関節痛を生じてしまう人は、もともとの生活の中に、全身の関節への負荷が大きくなりやすい生活習慣が隠れていることが少なくありません。こうした生活習慣の改善に取り組まなければ、たとえ治療で股関節の痛みが一時的に和らいでも、いずれ再発してまた痛みとつきあう日々に逆戻りしなければならなくなります。

股関節痛を招きやすい生活習慣とは、次にあげるような、股関節に大きな負荷をかける動作を伴う習慣です。

①深くかがみ込んだりしゃがんだりする動作
②座った状態から立ち上がる動作
③階段の上り下り
④重い荷物の持ち運び
⑤長時間の歩行
⑥走る動作
⑦立った状態で、左右のゆれや引っぱりに対抗して踏ん張る動作

こうした動作は、どれも股関節に大きな負荷がかかるため、できるだけさける必要があります。（石部基実）

股関節痛を招きやすい動作

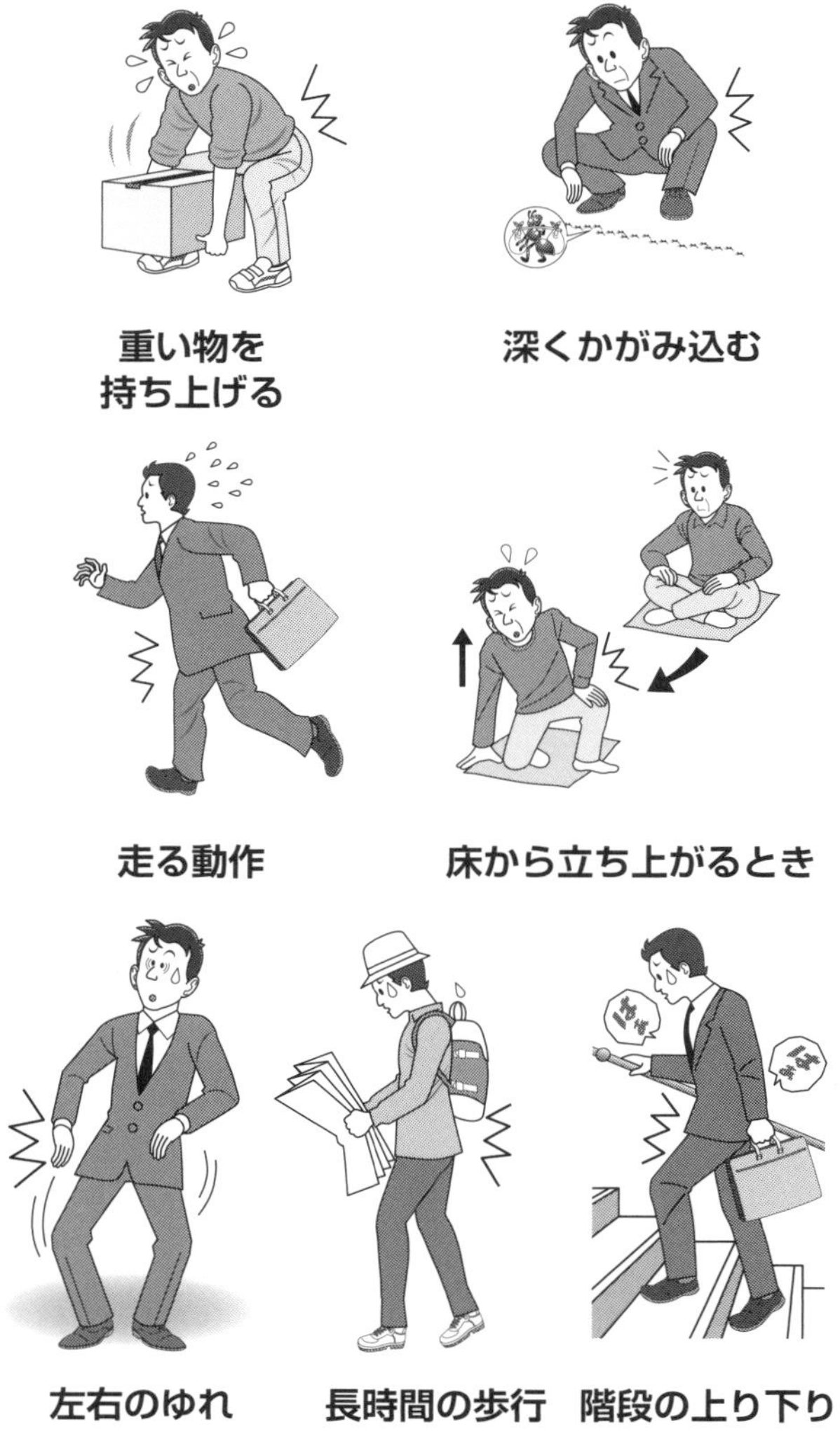
重い物を
持ち上げる
深くかがみ込む
走る動作
床から立ち上がるとき
左右のゆれ
長時間の歩行
階段の上り下り

Q 134 股関節が痛まない睡眠方法はありますか？

股《こ》関節痛を招きやすい生活習慣の中でも、特に股関節への影響が大きいものの一つが、布団を使った睡眠です。

Ｑ１３３で「股関節痛を招きやすい動作」を説明しましたが、毎日の布団の上げ下げは④**「重い荷物の持ち運び」**に当てはまります。畳の上に布団を敷く動作には①**「深くかがみ込む動作」**や②**「立ち上がる動作」**が含まれています。

さらに、布団に入ったり朝起きて布団から立ち上がる動作にも①**「深くかがみ込む動作」**や②**「立ち上がる動作」**が必要です。

こうした動きを毎日くり返すことで股関節への負荷が蓄積し、症状を悪化させることにつながります。

そこで、布団で寝ている人はベッドに買い替えることをおすすめします。ベッドならば布団の上げ下げはなくなるので、股関節への負担は少なくなります。ベッドから起き上がるときは、腕と腹筋を使って上半身を起こしてから、足を片足ずつ下ろしていきます。寝るときは逆の手順になります。

（石部基実）

Q135 イスやベッドの洋式生活を取り入れるべきですか？

生活の中心が畳の部屋で、座布団に座り、布団を敷いて寝るという和式の生活は、どうしても立ったり座ったりする動作が多くなり、股《こ》関節に負担がかかるため、股関節痛を悪化させる恐れがあります。そこで、股関節痛がある場合は、生活様式全般を股関節への負担が軽い洋式の生活に切り替えることをおすすめします。

まず、Ｑ１３４で述べたように、布団をベッドに買い替えましょう。座面の低いイスは座面が高いイスに、ちゃぶ台などの低いテーブルも通常の高さのダイニングテーブルなどに切り替えましょう。こうした家具は特別なものである必要はないため、それほどの出費にはならないはずです。

和式の便器も、イスに座るのと近い形で用が足せる洋式便器に切り替えることがおすすめです。ただし、本格的にリフォームすると非常に高額になるので、和式便器の上に設置する「簡易洋式便座」を利用するといいでしょう。ホームセンターなどで、数千円から高くても2万円程度で購入できます。

生活全般を、こうした洋式の暮らしに切り替えるだけで、股関節にかかる負荷はか

なり軽減されます。その結果、病状の進行も遅くなることが期待でき、痛みも減らすことができるでしょう。（石部基実）

洋式の生活にチェンジ！

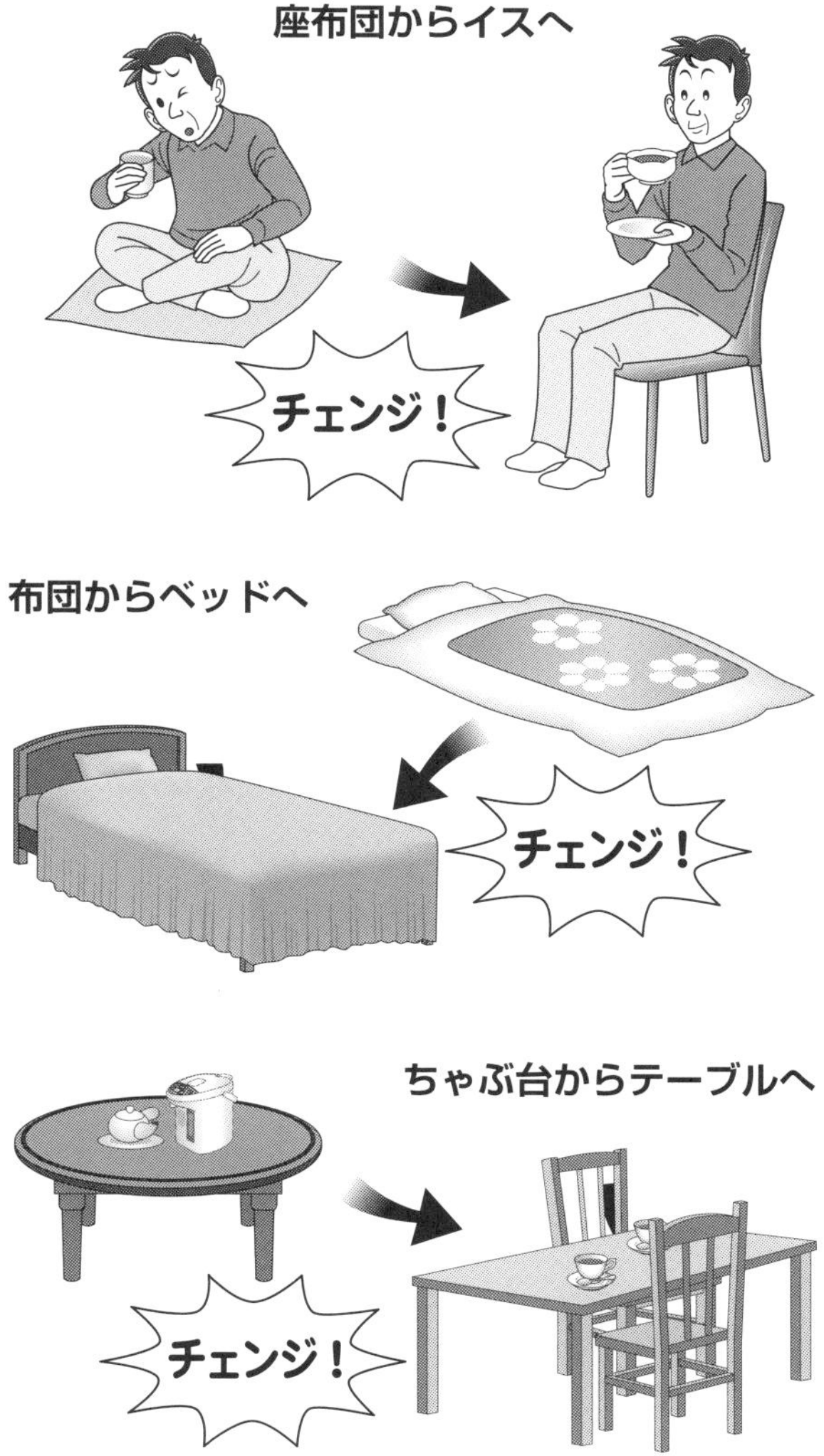
座布団からイスへ
チェンジ！
布団からベッドへ
チェンジ！
ちゃぶ台からテーブルへ
チェンジ！

Q
136

立って行う家事がきついのですが、いい方法はないですか？

台所仕事に代表される家事は、ずっと立ったままの作業が多いため、上半身の重みで股《こ》関節に大きな負荷がかかります。そのうえ、前かがみの姿勢を取る作業も多いため股関節への負担はさらに増し、股関節痛も悪化しがちになります。

イスに座ってアイロンがけ

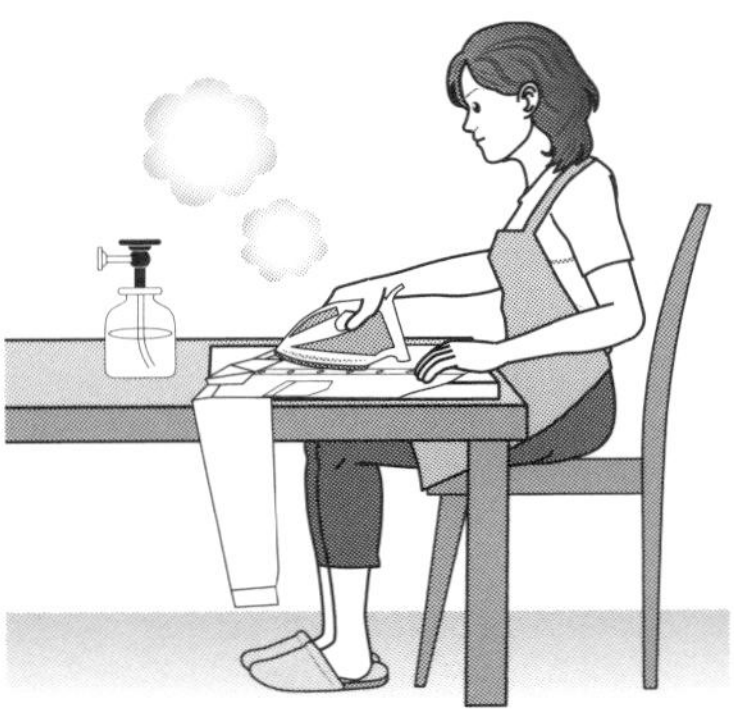

アイロンなども、床に座らず、
イスに腰かけて行いましょう。

そこで、台所仕事では、調理台での作業が無理なく行える高めの腰かけイスを用意して、座りながら炊事ができる環境にしましょう。掃除機がけも、前かがみになりがちな家事です。なるべく軽い掃除機を使い、座りながらかけるといいでしょう。床ふきは長い柄のついた掃除シートやモップなどを使えば、かがんだりしゃがんだりすることなく掃除ができます。

（石部基実）

Q 137 靴下はきや足の爪切りのらくな方法はありますか？

ズボンはイスに腰かけてはく

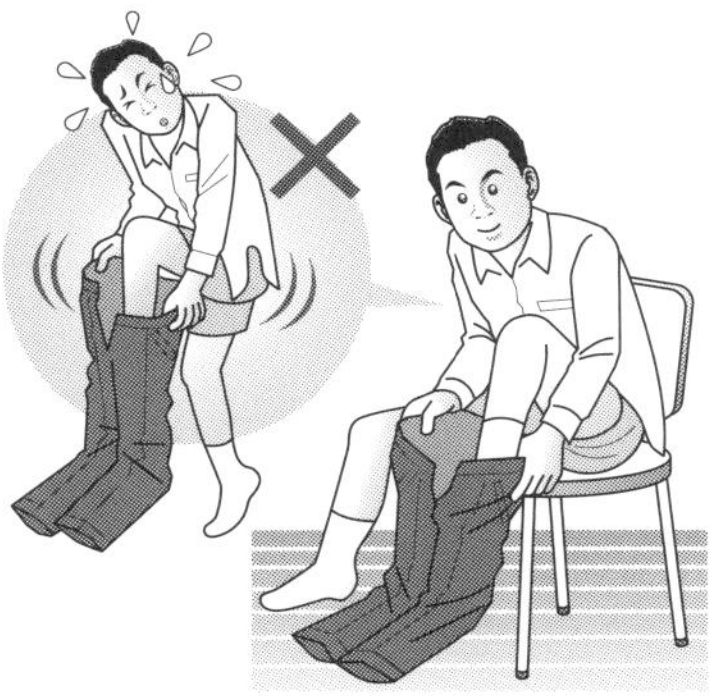

靴下やズボンをはいたり、足の爪を切ったりかかとの手入れをしたりすることも、股《こ》関節に痛みの出やすい動作です。こうした動作では、太ももをおなかにつけて曲げる、つまり前にかがみ込む動作を行います。これが、股関節を可動域以上に広げて固定するのです。

そこで、靴下やズボンをはいたり足の爪を切ったりするさいは、できるだけイスやベッドの端に座って行うようにすると、床に座り込んで行うよりは負荷が軽くなります。靴下を脱ぐときは、前にかがむのではなく足を後ろに曲げて、先端を引っぱるようにするのもいいでしょう。（石部基実）

Q 138 股関節が痛まない階段の上り方、下り方はありますか？

階段の上り下りは、股関節《こ》に大きな負担がかかります。ゆっくり、慎重に行いましょう。

普段行っているような、片足それぞれで一段ずつ上り下りする方法は、股関節への負荷が大きく、何より転倒や転落の危険も高くなります。

そこで、階段を使用するさいは、手すりを使用し、一段ずつ両足をそろえて上り下りするようにしてください。

片側の股関節が痛んでいるのなら、**まず痛んでいないほうの足を踏み出して**一段上り、次に痛むほうの足を、痛んでいないほうの足と同じ段にそろえます。この動作をくり返して階段を上ります。

逆に、下りるときは、**痛みのあるほうの足から降ろす**ようにして、一段ずつゆっくり下ります。この方法であれば、股関節にかかる負荷を最小限にして、痛みの発生や病状の進行を最小限にすることができます。

（石部基実）

股関節が痛まない階段の上り下り

上るときの動作

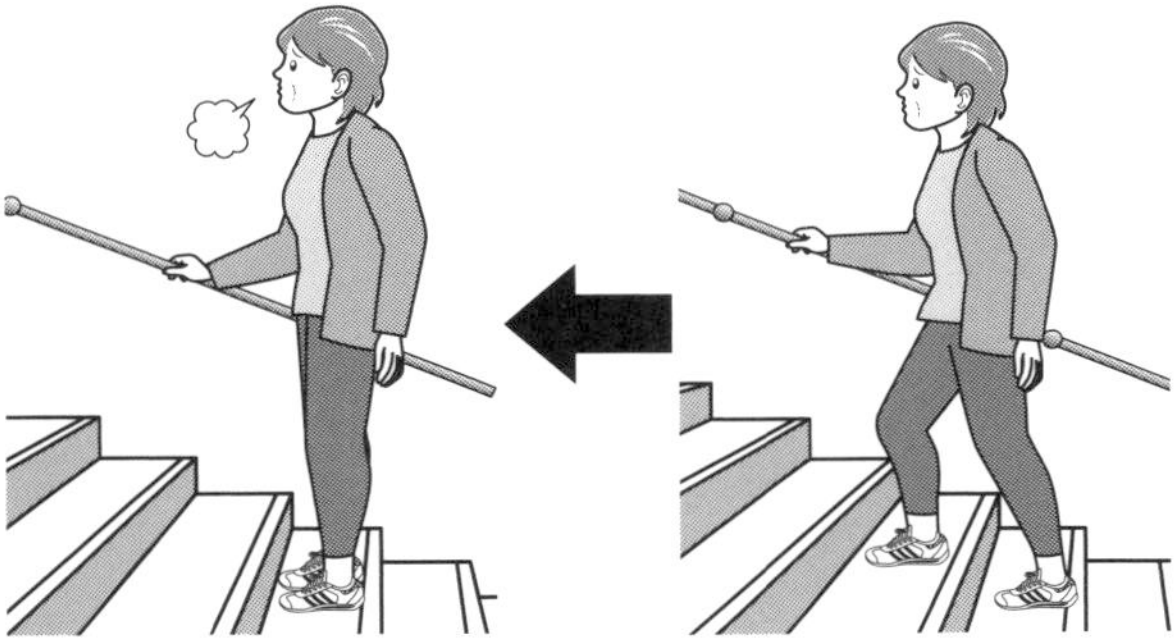

痛みのある足を同じ段に上げ
両足を同じ段でそろえる。

痛みのない足を上の段に。

下りるときの動作

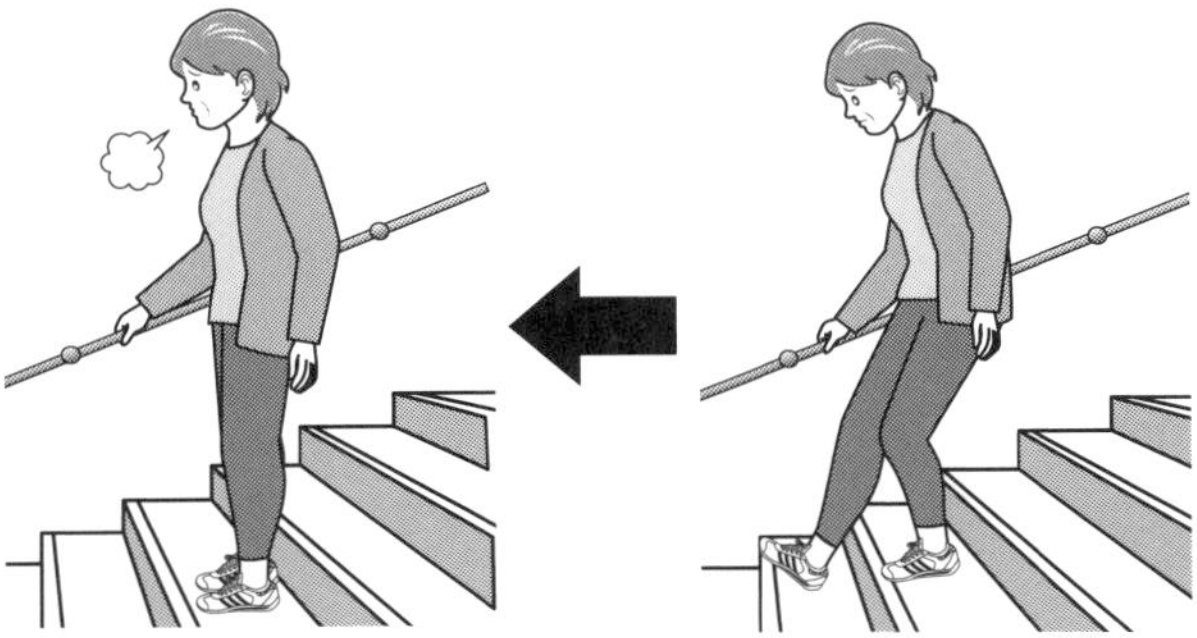

痛みのない足を同じ段に降ろし
両足を同じ段でそろえる。

痛みのある足を下の段に。

Q139 立ったり座ったりするときの痛みはどうしたら防げますか？

股関節《こ》痛の人は、イスに腰かけるさいにもコツがあります。

座るとき、あるいは座っている間は、かなり症状が進行していない限りはそれほど痛みません。ところが、腰かけた状態から立ち上がる動作では股関節の中で圧力が高まるため、痛みや関節軟骨へのダメージが生じると考えられます。特に、イスが低ければ低いほど、また深く腰かけていればいるほど、このときの内圧は高くなります。

そのため、股関節が痛む人は、イスに腰かけるときはできるだけ浅く腰かけるようにしましょう。つい深く座り込んでしまった場合は、立ち上がるときにいったんお尻《しり》だけを少し前方にずらし、浅く腰かけた状態にしてから立ち上がるようにします。

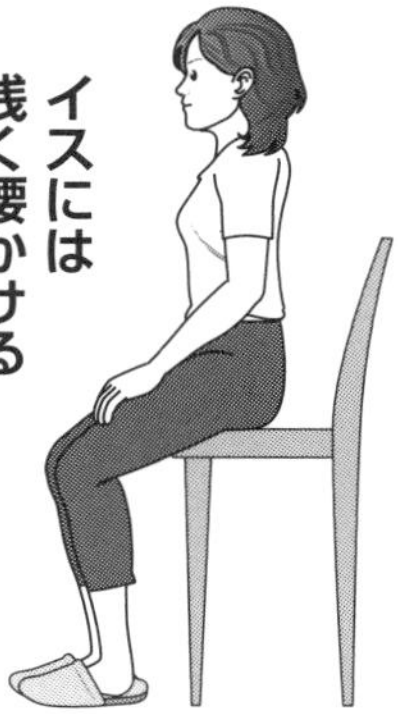

イスには浅く腰かける

また、ソファーなどの背の低いイスに深く腰かけたときには、杖《つえ》やひじかけなどを利用して、腕の力で股関節への負荷を軽くするよう心がけてください。（石部基実）

Q140 歩くときに股関節への負担を減らす方法はありますか？

股関節《こ》が痛むと、つい外出もおっくうになりがちですが、かといって安静にしすぎるのは逆効果になることもあります。無理のない範囲で外出して、歩くようにしましょう。進行期～末期の変形性股関節症では、痛みのために正常な歩行形態がくずれ、片足を引きずるように歩いたり、足がもつれやすくなったりすることが多くなります。すると、歩いている最中にバランスをくずしたり、自分の足や物につまずいたりして転倒してしまうことがよくあるのです。

高齢の患者さんの場合、転倒が骨折につながるリスクがとても高くなります。また、たとえ転倒しなくても、転びそうな状態から下肢を踏ん張って体を支えようとすれば、股関節に通常以上の負荷がかかることになります。

そのため、股関節に痛みがある場合には、歩くときにはゆっくりと、一歩ずつ地面を踏みしめながら進むように心がける必要があります。また、歩行時に痛みが出るようになったら、必ず杖《つえ》を使って股関節への負担を軽減しましょう。

（石部基実）

Q 141 股関節に負担がかかる姿勢は、どのような姿勢ですか？

「股《こ》関節痛は姿勢の悪さと脊柱《せきちゅう》（背骨）の柔軟性低下で進行する」という研究結果が報告され、話題になっています。

京都大学大学院医学研究科のグループによる研究では、同大学附属病院整形外科で変形性股関節症と診断され経過観察中の女性患者50人に対して研究を行った結果、立っているときの脊柱の傾き（前傾）と脊柱の柔軟性低下が、変形性股関節症の進行にかかわる可能性があることが明らかになりました。

立ち姿勢が悪くなると股関節への負荷が増大し、病気の進行を促します。また、立ち座りなど日常生活の動作は股関節と背骨が連動して動くことが多いため、脊柱の柔軟性が低下すると、その分、股関節での運動が増し負荷が増えると考えられます。

そこで、変形性股関節症の進行を防ぐために、背すじを伸ばした正しい姿勢を心がけるようにするといいでしょう。また、脊柱の柔軟性をアップするためには、上半身のストレッチが有効と考えられます。

（石部基実）

Q 142 自転車に乗るさいの注意点はありますか？

自転車の選び方と乗り方

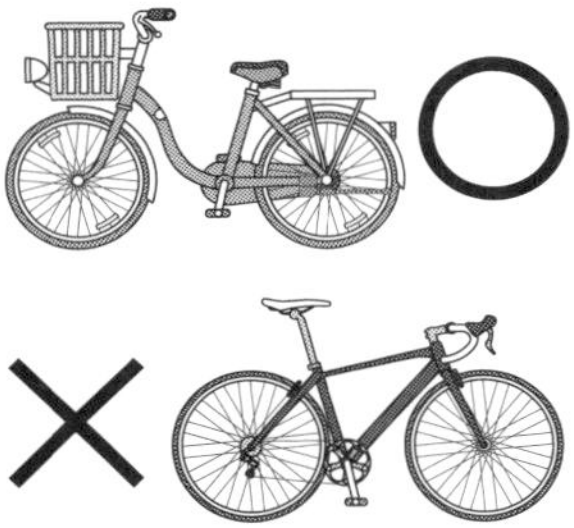

ロードバイクよりも
シティサイクル

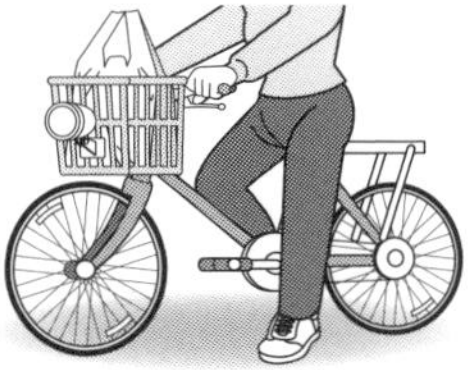

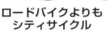

サドルの高さは爪先が
地面につくくらいに調整

股《こ》関節痛がある場合、長い距離を歩くことはおすすめできません。長距離を移動するさいは、自転車の使用をおすすめします。自転車なら股関節にかかる負担が少なく、らくに移動できます。自転車は、足を大きく動かしてサドルをまたぐものではなく、いわゆるママチャリのような、シティサイクルを使いましょう。サドルの高さが低いと自転車をこぐときに股関節がひざより低くなり、負担が大きくなるので、サドルは爪先が地面に着くくらいに調整します。乗り降りするさいは、降りるときに痛みのない足を先に地面につけてから降りましょう。

なお、上り坂では、自転車から降りて押して歩くようにしてください。

（石部基実）

Q 143

床に座るときに股関節の負担を減らす方法はありますか？

床からの立ち上がり方

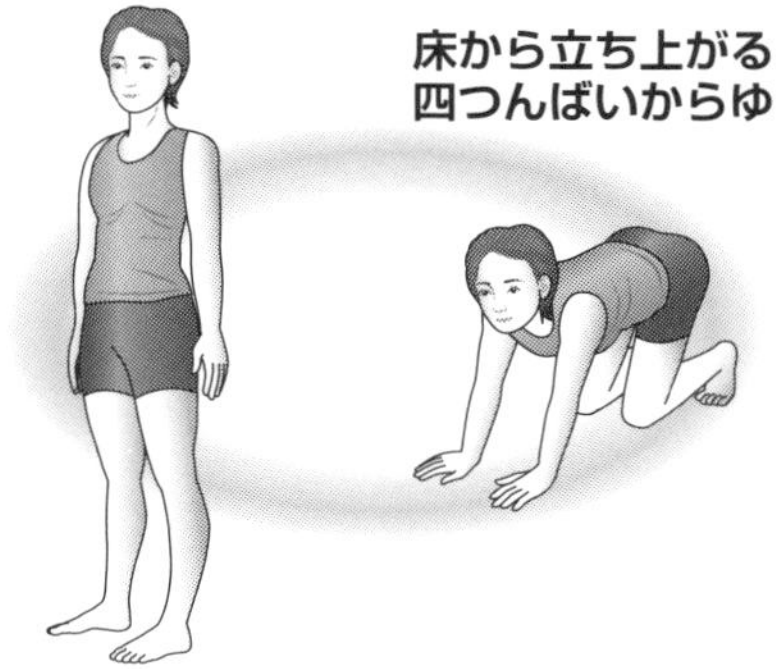
床から立ち上がるときは
四つんばいからゆっくり

股《こ》関節が痛む人は、なるべく床や畳に直接座らず、イスを使う生活スタイルに切り替えるのが望ましいのですが、さまざまな事情で床に座らざるを得ない場合もあるでしょう。床に座ったまま、股関節が痛くて立ち上がれなくなったときには、無理して立ち上がるのは禁物です。床に座った状態から立ち上がるときは、まず手前に両手をついて四つんばいになり、次に、その姿勢からゆっくりと立ち上がりましょう。両手が上半身の重みを支えてくれるため、股関節にかかる負荷を軽くすることができます。なお、足を横に出す横座りや、床に両足とお尻《しり》がつくペタンコ座りはしないほうが無難です。

（石部基実）

Q 144 杖はどのように選んだらいいですか？ 使い方は？

股関節《こ》痛が強かったり、姿勢が不安定だったりする場合は、杖《つえ》を使いましょう。杖を使うことに心理的な抵抗感を覚える人も多いのですが、携帯しやすく、色やサイズ、種類なども豊富で、安価に入手できます。歩行時の股関節やひざなどへの負担を軽減するために、ぜひ携行するようにしてください。

杖は持ち手がT字型になったものが握りやすく、体重もかけやすく、持ち運びしやすいでしょう。先端にゴムがついてクッション性のあるものが、デコボコ道によくなじみます。サイズは、持ち手が足のつけ根の高さにくるものが持ちやすいでしょう。

杖は、痛みがある股関節とは逆側の手で持ちます。持ち手の横棒を握り、人さし指と中指の間に杖の縦棒をはさんで持つと安定します。両側の股関節に痛みがあるときには、両手に杖を持ちます。

歩き方は、杖と痛む側の足をほぼ同時に前に出し、次に痛みがない側の足を前に出してください。1歩1歩、ゆっくりと歩きましょう。

（石部基実）

杖の持ち方・使い方

杖の持ち方

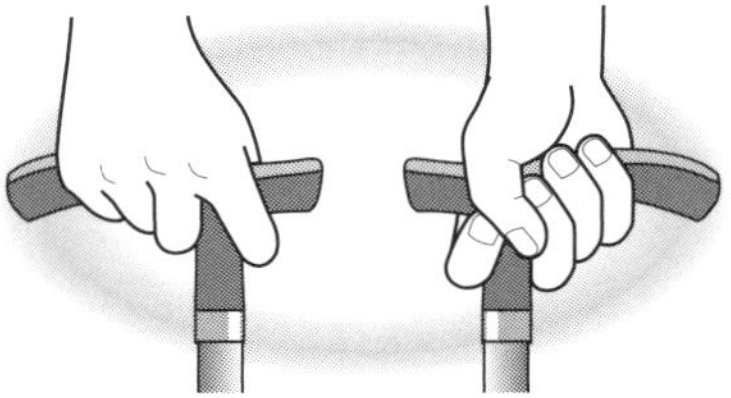

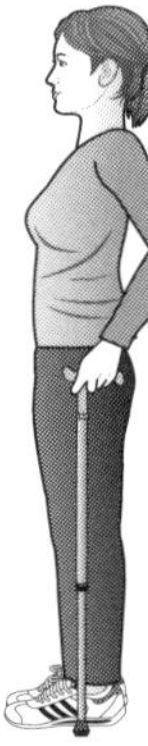

痛む側の足とは反対側の手で持つ。
握りはＴ字型のものを選び、杖のシャフトを人さし指と中指の間にはさんで握るように持つと安定する。

杖の使い方

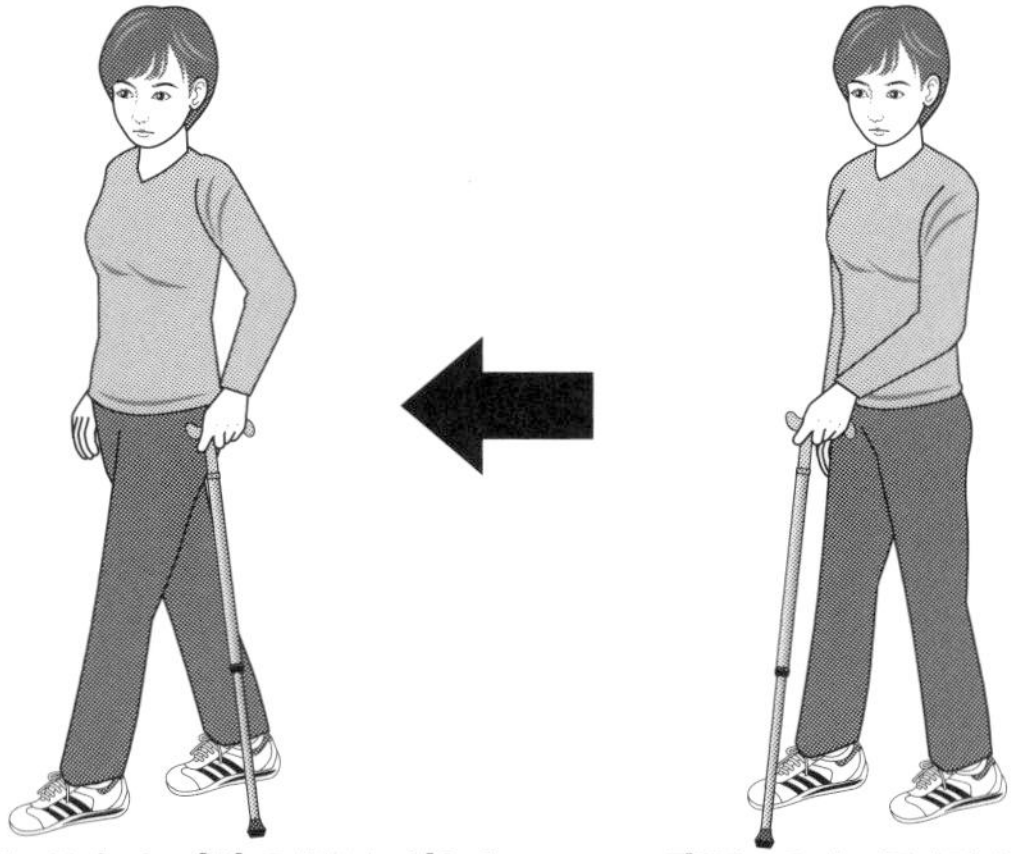

次に、痛みのない側の足を出す。
これをくり返して歩く。

痛みのある足と杖を
同時に前に出す。

Q 145 車を運転するさいに気をつけたほうがいい点はありますか？

股《こ》関節に痛みがあるときは、短い距離でも車で移動するようにすれば股関節への負担は軽くなります。ただし、自分で運転するときは、股関節に負担がかからないよう心がけることが必要です。

車に乗るときは、いきなり正面を向いて座るのではなく、いったん横向きに腰かけてから、改めて体の向きを正面に変えるようにします。あくまでも、股関節・腰に無理がかからないように心がけることが大切です。

車の運転は、長時間続けると、同じ姿勢を取りつづけることになってしまいます。そうなると、股関節の痛みが大きくなるので、こまめに休憩をしながら運転するようにしましょう。

車の運転は、足でアクセルやブレーキを操作するため、下肢《かし》に支障があるときに運転することは危険を伴います。股関節の痛みが続くときは、無理に運転をすることはさけてください。何より優先されるのが、安全です。

（石部基実）

Q146 お尻のポケットに財布を入れるのはよくないですか？

ズボンの後ろにあるお尻《しり》のポケットに財布を入れる習慣のある人は、特に男性に多く見られるようですが、股《こ》関節にはあまりよくない習慣です。

後ろのポケットに入れた財布を出し入れする場合、手を後ろに回すだけと思いがちですが、実は、少なからず腰をひねっているため、股関節に負担がかかっているのです。

股関節痛のある人は、後ろのポケットに財布を入れるという習慣は、できるだけさけるべきでしょう。

例えば、右側のお尻のポケットに常に財布を入れている人は、座ったさいに、右のお尻が浮いている状態が続きます。そうなると、不自然な体勢で座りつづけることになり、姿勢がくずれて股関節の痛みが出ることがあります。

したがって、お尻のポケットに財布を入れる習慣のある人は、バッグやポーチなどを用意して、そこに財布をしまうようにするといいでしょう。

（石部基実）

Q 147 骨盤を締めつける下着を着けてもいいですか？

女性の中には、体形を気にしてガードルなど、体を締めつけるタイプの補整下着を着けている人もいるのではないでしょうか。

股《こ》関節痛のある人が、こうした補整下着を実際に着用して股関節の痛みが増強するときは、着用を控えるほうがよいでしょう。

（石部基実）

痛みが出る下着はダメ

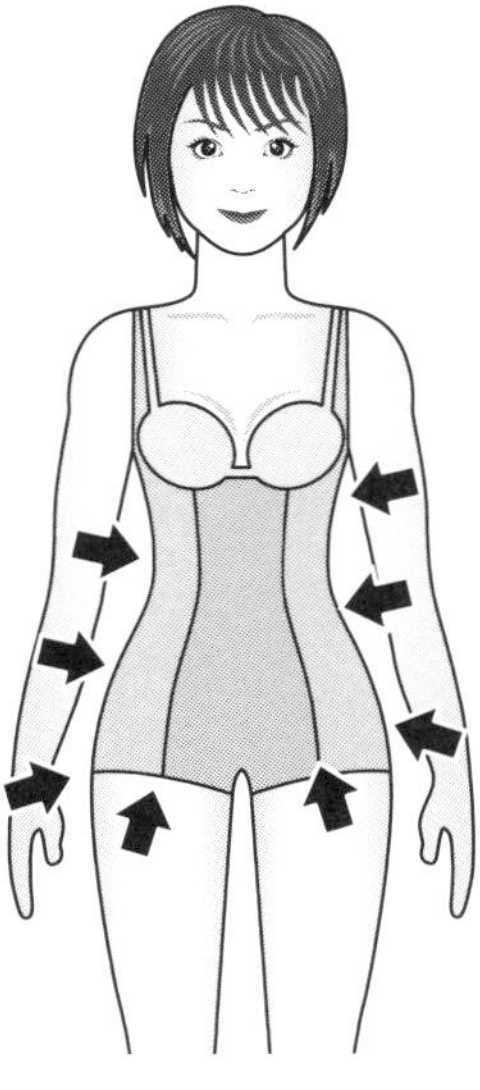

体形を補整する下着は、体を締めつけることになる。着用する場合はまず試し、股関節の痛みが増すような場合は、使用を控えるようにする。

Q 148 股関節痛が消えたら趣味のスポーツを再開していいですか？

欧米では、競技者レベルの激しいスポーツが変形性股《こ》関節症の危険因子になることが報告されています。一方で、わが国ではスポーツと変形性股関節症の発症の関係は、明らかになっていません。

いずれにせよ、ラグビーや相撲といった、体の接触があるような激しいスポーツを除けば、**趣味で行っていたスポーツは再開してかまいません。**

適度なスポーツは股関節の可動域を広げ、筋力アップにもつながります。適度に体を動かすことは、むしろプラスの効果がある場合が少なくありません。

股関節症の手術を受けた患者さんの中にも、股関節痛が消えて趣味のゴルフやテニスを楽しんでいる人がおおぜいいます。

ただし、**痛みを我慢してまでスポーツを行うのは禁物です。**スポーツのあとや翌日に痛くて動けなくなるようなら明らかにやりすぎなので、最初は様子を見ながら、徐々に時間を増やしていきましょう。

（石部基実）

Q 149 股関節への負担を減らすためにダイエットをしたほうがいいですか？

欧米人の場合、肥満は変形性股《こ》関節症の危険因子とされ、特に成人の初期に太りはじめた場合はリスクが高いとされています。その一方で、肥満が変形性股関節症の危険因子にはならないという報告もあります。また、わが国では肥満と変形性股関節症との間に明らかな関連は見つかっていません。

そうはいっても、股関節は起立時の上半身の重さを支える関節なので、太れば太るほど股関節への負担は増えていきます。そのため、股関節痛を抱えている人が肥満ぎみだった場合、適正な体重まで減量をするほうがいいでしょう。適正な体重の目安として、よく知られているＢＭＩ（ボディ・マス・インデックス）。計算式は体重（キロ）÷［身長（メートル）×身長（メートル）］があります。日本肥満学会の基準では、ＢＭＩが25以上の場合に肥満と判断されます。できれば、25未満の標準体重となるように、あるいは少なくとも現在の数値よりも下がるようにダイエットに取り組まなければなりません。ただし、極端な食事制限など、無理なダイエットは禁物です。

（石部基実）

Q150 食事で気をつけたほうがいいことはありますか？

食事の基本は、さまざまな栄養素をバランスよくとるようにすること。偏った栄養摂取は、体の機能を弱くしたり、健康を害したりする危険があります。

このことを踏まえたうえで、少しだけ意識してとってほしい栄養素がいくつかあります。まず、股関節《こ》に関係する栄養として、骨や筋肉の主要な材料となる**カルシウムとたんぱく質**は積極的にとる必要があります。

カルシウムをとるには、牛乳や乳製品、煮干しなどの小魚が手軽で便利です。たんぱく質は、肉や魚から動物性たんぱく質を、大豆製品などから植物性たんぱく質をバランスよく摂取するようにしましょう。

ほかにも、食品の中には、関節の炎症を鎮める抗炎症作用が期待できるものがあります。ショウガ、ニンニク、ターメリック（ウコン）、バジル、コショウなどの一部のスパイス、クルミやアーモンドなどのナッツ類、カカオ豆から作られるチョコレートやココアなどには抗炎症作用が認められています。ただし、これらの食品は一度に多量にとらないように注意しましょう。

（石部基実）

Q 151 骨量が少ないといわれましたがどうすればいいですか？

骨量が少なくなると、骨がもろくなる骨粗《そ》鬆《しょう》症という病気になります。現在のところ、変形性股《こ》関節症と全身の骨粗鬆症との関連については、一致した結論が見出されていません。ですが、骨がもろくなれば、ちょっとした衝撃で骨折しやすくなります。股関節の骨折で多いのは、大腿骨頸部《だいたいこつけいぶ》骨折や大腿骨転子部骨折です。特に、大腿骨の骨折では歩行障害が起こりやすいため寝たきりにつながりやすいのです。

骨粗鬆症の原因には、カルシウム不足が考えられます。カルシウムの1日当たりの所要量は成人で600～700ミリグラムですが、カルシウムは、意識して摂取しなければすぐ不足してしまいます。そこで、カルシウムの多い牛乳や乳製品を積極的にとりたいものです。ほかに、カルシウムの多い食品には煮干しなどの小魚、ヒジキやワカメなどの海藻、大豆食品などがあります。なお、毎回の食事のさいによくかんで食べるようにしてください。よくかんで食べると、耳下腺《じかせん》からカルシウムの代謝を助けるパロチンというホルモンが分泌《ぶんぴつ》されるので吸収がよくなります。

（石部基実）

Q 152 サプリメントは効果がありますか？

サプリメントは、保険が適用される治療薬とは異なり、健康食品（機能性食品）に該当します。一般的に、関節にいいとされているサプリメントには、コンドロイチン、グルコサミン、コラーゲン、ヒアルロン酸などがあります。

こうしたサプリメントが本当に関節にいい効果をもたらすのかについては、医学的に明確な証拠はまだありません。

特に、変形性股《こ》関節症に対する試験は少なく、中には痛みが緩和されたという報告があるものの、効果がないとする報告も少なくありません。

そもそも、明らかに関節痛の緩和や軟骨の再生などに効果があると判明していれば、すでに薬として採用されているはずだと、私は考えます。ですから、サプリメントの摂取を希望する人は、副作用がないかどうかを確認のうえ、自己判断で利用するようにしてください。

そして、こうしたサプリメントをとっているからといって、科学的に効果が明らかな治療を受けないということだけは、絶対にしないでください。

（石部基実）

第10章

変形性股関節症以外の
股関節痛についての疑問８

Q 153 関節リウマチによる股関節痛では、どのような治療を行いますか？

関節リウマチは、進行性の自己免疫疾患《しっかん》の一種です。自己免疫疾患とは、免疫力（病気から体を守る力）が、自分の体の一部を、誤って外敵と見なして攻撃してしまう病気です。

リウマチになると、股《こ》関節のみならず、手や指・首・ひじ・ひざなど全身の関節に炎症が起こり、関節がしだいに破壊されます。ほかにも、関節のこわばり・腫《は》れ、発熱・倦怠感《けんたい》といった症状が起こります。

関節リウマチで股関節に炎症が起こる例は10％程度といわれ、罹患《りかん》期間が長い症例や**病状コントロールがうまくいっていない症例に股関節痛が出やすい**とされています。症状が股関節にまで及ぶと、軟骨のすり減りや骨の変形が助長され、痛みが生じ、歩行機能や日常生活動作にまで影響をもたらします。

治療は、まず関節リウマチ自体のコントロールを行います。関節リウマチは発症してから2年間が最も軟骨や骨の破壊が進むため、早期に発見して治療を始めることが肝心です。

関節リウマチの治療法は薬物療法が中心です。現在、関節リウマチの標準的な治療薬は「メトトレキサート」という抗リウマチ薬です。

メトトレキサートは、股関節の滑膜《かつまく》に炎症を起こす免疫細胞が活動するさいに必要とする、葉酸というビタミンの働きを抑えます。それによって免疫細胞の増加を防ぎ、股関節の破壊を食い止めるのです。

メトトレキサートを服用することで、最終的には7割程度の患者さんに、関節の痛みや腫れが軽くなる効果が見られ、2割くらいの患者さんは、ほぼ完全に痛みや腫れがなくなります。

メトトレキサートを用いても痛みが和らがないときは、「生物学的製剤（トシリズマブなど）」を用いることがあります。生物学的製剤には、関節に炎症を起こす免疫細胞に命令を送る、IL－6やTNFといったサイトカイン（生理活性物質）の働きを妨げる作用があります。

関節リウマチによる関節の破壊が進んでいる場合は、手術が必要となる場合がありますす。主に、破壊された股関節を人工股関節に置き換える人工股関節置換術（Q115を参照）が行われます。

（神野哲也）

Q154 大腿骨寛骨臼インピンジメントでは、どのような治療を行いますか？

大腿骨寛骨臼《だいたいこつかんこつきゅう》インピンジメントとは、近年になって世界的に認知された、新しい考え方です。２００３年に海外で初めて報告され、わが国では２０１５年に日本股《こ》関節学会から初めて診断指針が示されました。

大腿骨寛骨臼インピンジメントは、大腿骨側または寛骨臼側、あるいはその両側の骨形態に異常があるため、しゃがむなど股関節を深く曲げる動作で大腿骨と寛骨臼がインピンジ（衝突）をくり返し、寛骨臼の周囲にある関節唇《しん》や関節軟骨が傷んで股関節痛が生じる病気です。特に、大腿骨側の骨形態異常による大腿骨寛骨臼インピンジメントは、変形性股関節症を引き起こしやすいことが報告されています。

大腿骨寛骨臼インピンジメントの特徴的な症状としては、**股関節の引っかかり感、そけい部や大腿外側の動作時痛、長時間の歩行や階段昇降時の痛みなどがあげられます。**

とはいえ、このような症状は変形性股関節症などほかの股関節疾患《しっかん》においても見ら

大腿骨寛骨臼インピンジメントに特徴的な骨形態異常

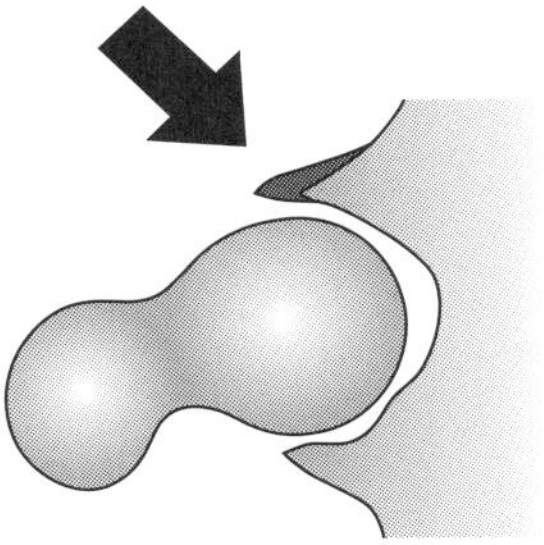

寛骨臼の過剰被覆
寛骨臼の後方開き

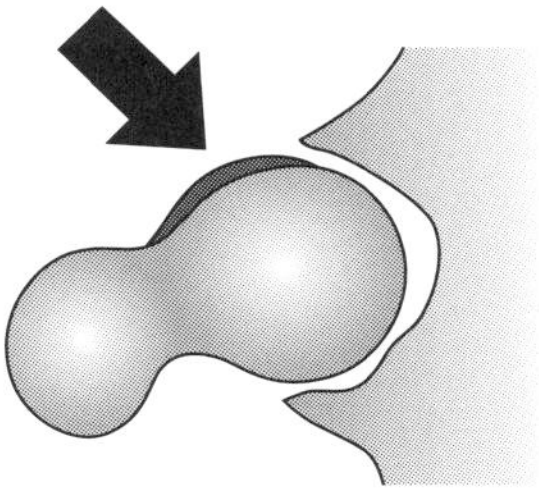

大腿骨頸部移行部のくびれの減少・平坦化

れるため、診断はこうした身体所見に加え、レントゲンなどの画像による所見などと併せて総合的に判断されます。

大腿骨寛骨臼インピンジメントが発生する原因は、まだはっきりとわかっていませんが、大腿骨側の骨形態異常にはスポーツ活動が影響を及ぼすとの報告があります。

治療法は、まずは運動療法などの保存療法が行われますが、改善しない場合は手術療法が検討されます。手術は主に股関節鏡手術が行われ、突き出た骨を削り取ったり、断裂した関節唇を縫合したりする治療が行われます。

（神野哲也）

Q155 股関節唇損傷では、どのような治療を行いますか？

関節唇《しん》とは、寛骨臼《かんこつきゅう》を縁どるようについている軟骨で、骨頭《こっとう》を安定させ、衝撃を吸収する役割をしています。股関節唇損傷は、この関節唇が傷《こ》ついた状態で、股関節の周囲に炎症が起こります。

股関節唇損傷は、もともとの股関節の形態異常が原因となって起こることが多く、寛骨臼形成不全により股関節の不安定性が生じたり、大腿骨《だいたいこつ》寛骨臼インピンジメント（Q154を参照）によって骨と骨がぶつかったりして損傷します。さらに、スポーツ選手など、激しい運動を行う人に起こりやすいこともわかっています。

股関節唇損傷が発生すると、最初のうちは歩くさいに違和感を覚える程度ですが、進行するにつれて、しゃがむ、階段の上り下り、車の乗り降り、あぐらをかく、靴下をはく・爪を切るといった、**股関節を深く曲げるような動作で痛みを感じる**ようになります。症状が悪化すると、痛みが増していきます。

股関節唇損傷の治療は、まず薬物療法やリハビリなどの保存療法が行われます。薬物療法では、消炎鎮痛薬の内服や関節内へのステロイド注射を行います。リハビリで

股関節唇損傷が起こるしくみ(一例)

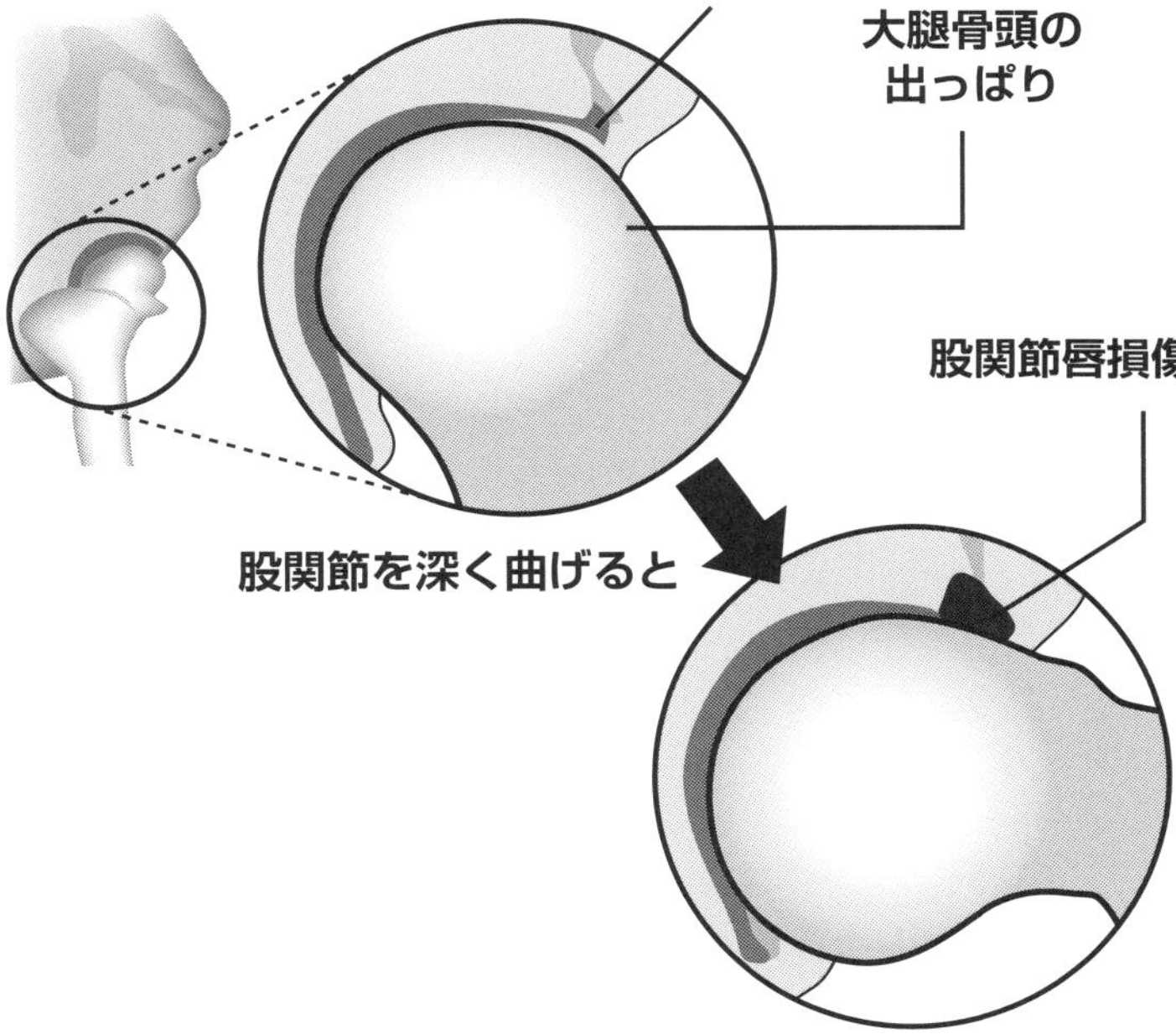

は、股関節周囲や体幹の筋力トレーニングを行い、股関節の安定性を保つことで関節唇への負担を軽くするようにします。

こうした保存療法を3ヵ月程度続けても症状が改善しない場合、手術が検討されます。手術は、股関節用の内視鏡（股関節鏡）を用いて行います。股関節の外側に小さい穴を数ヵ所あけ、そこから内視鏡を入れて、損傷部位を切除したり縫合したりする手術を行います。

（神野哲也）

Q 156 大腿骨頭壊死と診断されると、どのような治療が行われますか？

大腿骨頭壊死《だいたいこつとうえし》とは、大腿骨の先端にある「大腿骨頭」の血流がとだえて壊死（骨組織が死んだ状態）した状態です。壊死した部分は修復能力がなくなるため、壊死の範囲が大きかったり部位が悪かったりすると、壊死した骨頭部分がつぶれてしまい、痛みが現れます。壊死の範囲が小さく骨頭部分がつぶれない場合は、生涯にわたって痛みの出ないこともあります。

大腿骨頭が壊死して痛みが現れた状態を**「大腿骨頭壊死症」**といいます。大腿骨頭壊死症には、外傷後や放射線治療後に現れる「続発性」と、原因がわからない「特発性」があります。特発性の大腿骨頭壊死症には、アルコールの過剰な摂取やステロイド薬の使用が関係している症例も見られます。

症状は比較的急に生じる股《こ》関節部痛のほか、腰痛やひざ痛、殿部《でんぶ》痛などが最初に現れることもあります。初期の痛みは安静によって2～3週で軽減することもありますが、進行するにしたがって痛みが再び現れ強くなっていきます。大腿骨や股《こ》関節の

大腿骨頭壊死症のしくみ

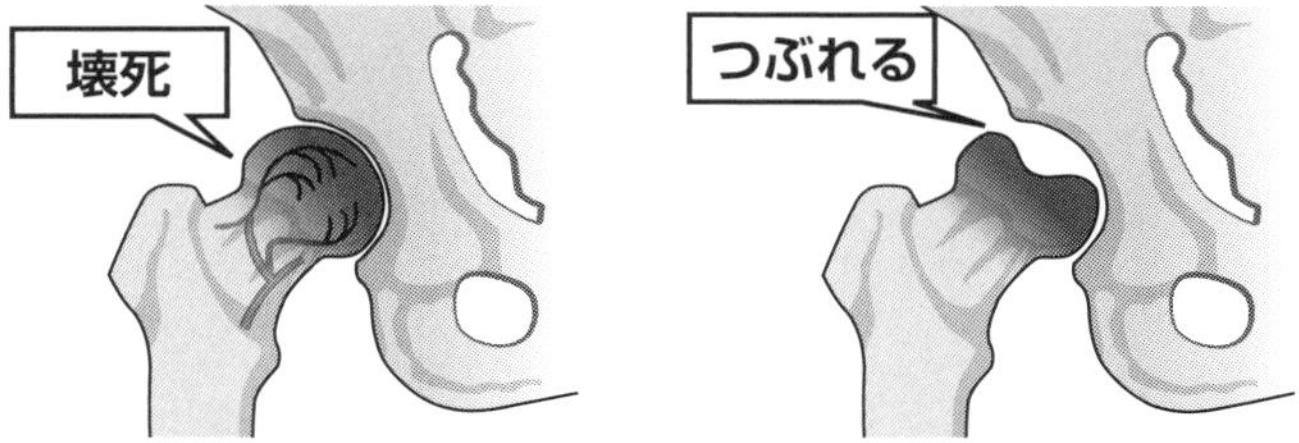

大腿骨頭の血流が途絶えて一部が壊死

壊死した大腿骨頭の一部がつぶれて痛みが発生する

変形が進むと、歩行にも支障をきたすようになります。

診断には、エックス線検査やＭＲＩ（磁気共鳴断層撮影）といった画像検査が有効です。特にＭＲＩは早期診断に役立ちます。放射線同位元素を注射して特殊なカメラで撮影する「骨シンチグラフィ」という画像検査を行うこともあります。

治療は、股関節に負荷をできるだけかけないような動作や生活習慣の改善指導、消炎鎮痛薬の服用といった保存療法が中心になります。ただし、保存療法で進行を止めるのが難しい場合は、手術が検討されます。

手術は、骨頭の体重を支える部分をずらすことで症状を改善する骨切り術が行われますが、壊死範囲が大きかったり骨頭の破壊が進んでいたりする場合には、大腿骨頭を人工骨頭に置き換える人工骨頭置換術や股関節全体を人工股関節に置き換える人工股関節置換術が検討されます。

（神野哲也）

Q 157 先天性股関節脱臼とはどういう状態ですか？

生まれつきあるいは、生後早期に股《こ》関節が脱臼したり、ずれたりしている状態を「先天性股関節脱臼」といいます。大腿骨頭《だいたいこつとう》が骨盤の臼蓋《きゅうがい》から完全に外れている（脱臼）、大腿骨頭が外側にずれている（亜脱臼）、大腿骨頭の位置はいいが臼蓋が発育不全できちんとしたくぼみができていない（臼蓋形成不全）といった症状が見られます。

先天性股関節脱臼は女児に多く見られ、男児の約7～8倍の患者さんがいます。また、骨盤位分娩《ぶんべん》（いわゆる逆子）で生まれた子供は発症頻度が高いとされます。さらに、理由は不明ですが寒い時期に生まれた赤ちゃんに多く見られます。

先天性股関節脱臼は、先天性の因子に外的要因が加わって発生するといわれています。先天性因子とは、生まれつき股関節がゆるい、骨盤や大腿骨の形が悪いといったことです。こうした先天性因子に加え、股関節の動きが制限されるようなおむつの当て方、左右のどちらか一方ばかりに体を向けるくせなどの外的要因が加わることが原因になります。そのため、最近では「発育性股関節形成不全」と呼ばれるようになっています。

（伊藤順一）

Q158 子供が歩きはじめてから先天性股関節脱臼と診断されましたが治療方法は？

先天性股関節脱臼《こだつきゅう》は、通常の場合、生後3～4ヵ月ごろに行われる乳児健診において、医師がその徴候がないかどうかチェックをして診断します。具体的には、足の動きや長さの左右差、太もものシワ、お尻《しり》の形などを視診にて確認するほか、股関節に触れた状態で足を動かし、その動きや「コキ」という特徴的な音が鳴るかどうかを調べたり（クリックテストという）して診断します。ただし、診察のみで診断を下すことは難しいため診断が遅れることがあり、歩きはじめてから跛行《はこう》（足を引きずって歩くこと）が起こり、そこで親や周囲の人が気づくことも少なくありません。

先天性股関節脱臼の治療では、装具の装着や徒手整復（手ではめること）、牽引《けんいん》治療などを行います。歩きはじめてから先天性股関節脱臼が見つかった場合、徒手整復か牽引治療で治せることもあります。これらの治療で治らない場合、手術が検討されます。手術では、臼蓋《きゅうがい》の中をきれいにして大腿骨頭《だいたいこっとう》を入れる方法（観血整復）で治療ができますが、骨の形が悪い場合は骨切り術などの術式を併用します。

（伊藤順一）

Q159 子供の股関節脱臼を防ぐにはどうすればいいですか？

先天性股関節脱臼《こ　だつきゅう》は、生まれつきの原因（先天性因子）に加え、出生後の外的要因が加わって起こります。そうしたことから、最近では先天性（生まれつき）という呼び方を変え、「発育性股関節形成不全」と呼ばれるようになっています。このことは、**育児方法の工夫で股関節脱臼が防げること**を意味します。

子供の股関節脱臼を防ぐ基本は、無理に股関節を伸ばさないこと。特に「抱っこ」と「おむつの当て方」に注意しましょう。抱っこは、股関節がちゃんと開いて両足が自由になるようにします。首がすわって縦に抱くときは、「コアラ抱っこ」と呼ばれる、赤ちゃんと正面で向き合う抱っこがいいでしょう。おむつを当てるときは、股関節がまっすぐになってしまう当て方は厳禁。巻きおむつを使用するさいは注意し、通常の紙おむつでも股関節が十分に開き動くよう、適切に装着しましょう。

現在では育児指導が進んで、先天性股関節脱臼は減ってきています。とはいえ、赤ちゃんの体はデリケートなので、正しい育児法で股関節を守りましょう。（伊藤順一）

Q160 男児に多いペルテス病とはどういう病気ですか？

「ペルテス病」は、大腿骨頭《だいたいこつとう》の血行が悪くなることで壊死《えし》に陥る病気で、男児に多く、4〜9歳ごろに多く発症します。なぜ血行不良が起こるのか、原因は明らかになっていません。症状は、股《こ》関節前面やひざの痛み、跛行《はこう》（引きずり足のこと。Q38を参照）、股関節の運動制限（あぐらがかけない）などです。

大人の「大腿骨頭壊死」に似ていますが、大人の場合は壊死した部分は再生しないため、骨切り術や人工股関節置換術などの手術が必要なことが多いのですが、ペルテス病の場合は、2〜3年ほどで壊死した骨頭が良好に再生する例も多く見られます。ペルテス病による骨頭の壊死は再生する例が多いとはいえ、それまでの期間、なるべく変形を少なくすることが重要です。

治療は発症年齢や壊死範囲など病状に応じて保存療法（可動域訓練、装具療法など）や手術（骨切り術など）を行います。いずれの場合も骨頭をできるだけ丸く再生するために、大腿骨頭をよく動かすことと、ある程度再生が進むまでは体重をかけないようにすることが必要です。

（伊藤順一）

解説者紹介① ※掲載順

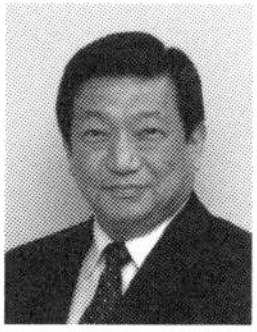

神奈川リハビリテーション病院
病院長

杉山《すぎやま》 肇《はじめ》先生

東京慈恵会医科大学卒業。東京工業大学精密工学研究所に国内留学、人工股関節の生体材料開発に取り組む。米国デポールバイオメカニカル研究所にて人工股関節の固定性に関する研究を行う。東京慈恵会医科大学整形外科講師、山梨大学大学院整形外科准教授、神奈川リハビリテーション病院副病院長を経て現職。

日本整形外科学会専門医、日本整形外科学会認定リウマチ医、日本股関節学会理事長。

日本股関節鏡研究会代表世話人。股関節鏡手術の第一人者として広く知られる。

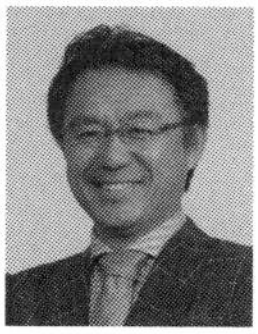

北里大学および
北里大学大学院
教授

高平尚伸《たかひらなおのぶ》先生

北里大学医学部講師（救命救急医学、整形外科学）を経て、北里大学大学院医療系研究科長、北里大学医療衛生学部リハビリテーション学科理学療法学専攻教授、同大学院医療系研究科感覚・運動統御医科学群機能回復学およびリハビリテーション科学、臨床医科学群整形外科学教授。医学博士。股関節外科学、最小侵襲手術(MIS)、スポーツ医学、運動器リハビリテーションなどを研究。

日本整形外科学会専門医、日本股関節学会理事。米国整形外科学会、米国股・膝関節外科学会、国際整形災害外科学会、日独整形外科学会などのメンバー、変形性股関節症診療ガイドライン策定委員を務める。

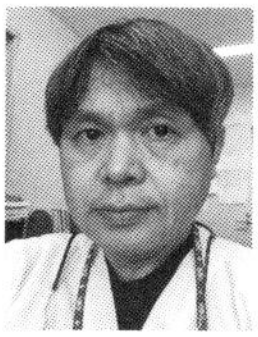

八代敬仁病院
整形外科医師

広松聖夫《ひろまつまさお》先生

1989年、東京慈恵会医科大学卒業。同年、久留米大学整形外科入局。柳川リハビリテーション病院リハビリテーション科部長を経て、2019年2月より現職。

日本整形外科学会専門医、日本リハビリテーション医学会指導医（専門医）、日本リウマチ学会指導医（専門医）。変形性股関節症やリウマチなどのリハビリテーションのスペシャリスト。

股関節の軟骨再生運動「ジグリング（貧乏ゆすり様運動）」を考案した久留米大学名誉教授の故・井上明生先生と共同研究を行う。ジグリングの第一人者。

解説者紹介②　※掲載順

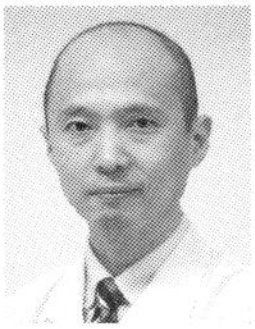

獨協医科大学
埼玉医療センター
第二整形外科
主任教授

神野哲也《じんのてつや》先生

東京医科歯科大学医学部を卒業後、米国ケースウェスタンリザーブ大学整形外科研究員、東京医科歯科大学整形外科講師・准教授・リハビリテーション科部長を経て現職。

主な所属学会は日本整形外科学会、日本リハビリテーション医学会、日本リウマチ学会（以上専門医）、日本股関節学会（理事）、日本人工関節学会、日本小児整形外科学会、日本バイオマテリアル学会（以上評議員）。The Journal of Arthroplasty編集委員。

主な研究分野は、整形外科学・リハビリテーション医学・生体医工学・生体材料学。専門分野・股関節外科（人工関節、成人・小児の骨切り術）。

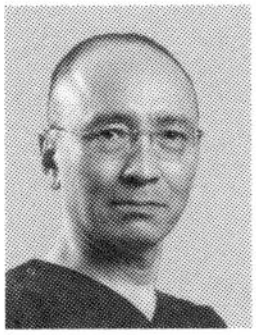

石部基実
クリニック院長
医学博士

石部基実《いしべもとみ》先生

北海道大学医学部卒業後、北海道大学医学部整形外科入局。

国立療養所西札幌病院、北海道大学医学部第２生化学教室研究生を経て、Rochester大学（アメリカ、ニューヨーク州）医学部整形外科に。帰国後、北海道大学医学部整形外科助手、NTT札幌病院整形外科医長、NTT東日本札幌病院整形外科部長、同院人工関節センター長を歴任ののち、2008年に人工股関節手術を専門とする石部基実クリニックを開設。日本整形外科学会、日本リウマチ学会(以上専門医)、日本股関節学会、日本人工関節学会、アメリカ整形外科学会、ヨーロッパ股関節学会（以上会員）。

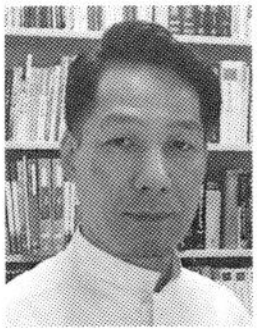

心身障害児総合
医療療育センター
整肢療護園
副園長・医務部長

伊藤順一《いとうじゅんいち》先生

東京大学整形外科学教室入局、東京労災病院、国立相模原病院、都立府中病院、国立身体障害者リハビリテーションセンター、都立墨東病院、東京大学医学部附属病院助教を経て、東京大学大学院医学系研究科修了。2019年より現職。

医学博士、日本専門医機構認定整形外科専門医、日本小児整形外科学会評議員、日本小児股関節研究会幹事、関東小児整形外科学会幹事、埼玉医科大学医学部非常勤講師（小児整形外科専門外来担当）。専門は小児整形外科、股関節外科。特に先天性股関節脱臼、麻痺性股関節脱臼など赤ちゃんや子供の股関節疾患に関して、保存的治療、手術療法の治療経験豊富。

股関節痛 変形性股関節症
整形外科の名医が教える
最高の治し方大全

2020年10月20日　第1刷発行
2024年2月16日　第3刷発行

編 集 人　上野陽之介
シリーズ統括　石井弘行　飯塚晃敏
編　　集　わかさ出版／小西伸幸
編集協力　森岡知範（スタジオ AK）
装　　丁　下村成子
イラスト　デザイン春秋会
発 行 人　山本周嗣
発 行 所　株式会社文響社
〒105-0001　東京都港区虎ノ門2丁目2－5
共同通信会館9階
ホームページ　https://bunkyosha.com
お問い合わせ　info@bunkyosha.com
印刷･製本　中央精版印刷株式会社

©文響社 2020 Printed in Japan
ISBN 978-4-86651-306-5

本書は専門家の監修のもと安全性に配慮して編集していますが、本書の内容を実践して万が一体調が悪化する場合は、すぐに中止して医師にご相談ください。また、疾患の状態には個人差があり、本書の内容がすべての人に当てはまるわけではないことをご承知おきのうえご覧ください。


落丁・乱丁本はお取り替えいたします。本書の無断転載・複製を禁じます。

本書の全部または一部を無断で複写（コピー）することは、著作権法上の例外を除いて禁じられています。

購入者以外の第三者による本書のいかなる電子複製も一切認められておりません。定価はカバーに表示してあります。

この本に関するご意見・ご感想をお寄せいただく場合は、郵送またはメール（info@bunkyosha.com）にてお送りください。